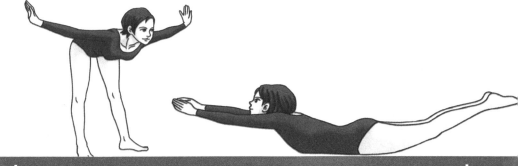

|질병을 치료하는|
맞춤요가
길라잡이

편저 대한건강증진치료연구회

- 질병 맞춤형 요가제시
- POINT 자세 강의
- 요가의학 효과

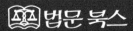
법문북스

이책을 읽기 전에

 우선 요가를 초보자들이 쉽게 이해할 수 있고 건강관리에 도움이
되고자 하는 바램으로 만들었기 때문에 요가에 대한 부담감 없이 시
작해 보기를 바란다.

 현대를 살아가는 우리들의 궁극적인 소망은 행복한 삶일 것이다.
 인간은 육체, 마음, 영혼의 세 가지 요소로 이뤄져 있는데
 행복한 삶을 영위하기 위해서는 이 세 가지 요소를 충족시켜야 할
것이다.
 첫 번째로 육체의 건강이며
 두 번째는 자기능력을 확장시키는 지적인 충족이며,
 세 번째, 내면적인 평화일 것이다.

 요가는 단순히 육체적 수행에 머무르지 않고
 육체를 단련하여 마음 작용을 조절하므로 지성을 깨워주므로 집중력

을 길러주고 정서를 안정시킨다. 몸과 마음이 조화를 이룬 상태이다.
 또한 홀로 수행하며 보낸 시간은 문제에 대한 올바른 견해를 갖게
해주며 풍부한 내면적 힘을 축적하게 한다.

 자연을 잃고 쇠약해진 신경과 과중된 업무로 인한 소모된 체력의
현대인들은
 인간 본래의 능력인 자연치유력이 저하되고 있다.
 요가수행은 잘못된 습관과 자세를 교정하여 에너지 흐름이 중단되
지 않도록 한다.
 규칙적인 수련과 적극적인 실천으로 자신을 스스로 치유하는 기쁨
과 행복을 맛보길 기대한다.

차 례

질병치료와 아름다운 몸매를 만드는 요가 이야기

신비한 요가 이야기

반 만 년의 나이를 가진 요가

BC 1300년경에 리그베다(Rig-veda: 가장 오래된 요가문헌)의 내용 중 여러 곳에서 [말을 마구에 묶다] [말을 마차에 매다]의 [묶다] [매다]의 뜻으로 요가(Yoga)의 어원인 유즈(Yuj)가 사용되고 있다.

요가의 뜻은 [결합(結合)]이다.

말처럼 뛰어다니는 마음을 육체의 수행을 통해 고삐를 채워 심신을 합일시키는 것이다.

현대를 살아가는 우리들의 궁극적인 소망은 행복한 삶일 것이다.

인간은 육체, 마음, 영혼의 세 가지 요소로 이뤄져 있는데

행복한 삶을 영위하기 위해서는 이 세 가지 요소를 충족시켜야 할 것이다.

첫 번째로 육체의 건강이며

두 번째는 자기능력을 확장시키는 지적인 충족이며,

세 번째, 내면적인 평화일 것이다.

요가는 단순히 육체적 수행에 머무르지 않고 육체를 단련하여 마음 작용을 조절하므로 지성을 깨워주므로 집중력을 길러주고 정서를 안정시킨다. 몸과 마음이 조화를 이룬 상태이다.

또한 홀로 수행하며 보낸 시간은 문제에 대한 올바른 견해를 갖게 해주며 풍부한 내면적 힘을 축적하게 한다.

자연을 잃고 쇠약해진 신경과 과중된 업무로 인한 소모된 체력의 현대인들은

인간 본래의 능력인 자연치유력이 저하되고 있다.

요가수행은 잘못된 습관과 자세를 교정하여 에너지 흐름이 중단되지 않도록 한다.

규칙적인 수련과 적극적인 실천으로 자신을 스스로 치유하는 기쁨과 행복을 맛보길 기대한다.

요가의 매력

● 바른 몸과 바른 자세

요가 자세의 80% 이상이 척추관련 동작이다. 허리를 강화하여 신체의 기둥인 척추를 튼튼하게 하고 이 척추를 받치고 있는 제2의 척추인 골반의 틀어짐을 예방하고 교정한다.

목이나 어깨 결림을 고치고 복근을 단련하여 단전을 기운을 상승시킨다. 스스로 끊임없이 바른 몸과 자세를 향하여 도전하므로 체형을 고치고 호흡법과 병행한 상승효과로 마음을 안정되고 여유 있게 만들어 준다.

요가동작(아사나)은 경직되거나 과도하게 부풀려진 근육을 매끄럽고 부드럽게 하고 약해져 있는 부위를 강화시켜 전신의 근력을 조화롭고 아름답게 가꿔준다. 요가는 아픈 부위를 치유하기 위해 합리적으로 연구되고 그것을 이어받아 지속되어 온 체형집이라 할 수 있다.

전신의 전후, 좌우를 요가행법으로 교정해 가므로 균형 있고 자신감 있는 몸매를 만들어 갈 수 있다.

● 젊고 자신 있는 삶

요가의 수행자들은 보면 100세 이상의 장수자들을 많이 볼 수 있다. 언제나 젊고 밝은 모습을 가졌다.

요가의 최대 효과는 젊음을 보존하는 것이다.

요가의 수행은 척추의 노화를 막고 내장기관을 강화시키며, 뇌파를 안정시켜 혈압을 정상으로 하며 기억력을 증진시킨다.

힘을 주어 버티는 동작을 통해 근력을 강화한다. 튼튼해진 근력은 뼈를 강하게 잡아주고 골밀도를 높여준다. 척추근력강화, 하체 단련 동작은 관절염을 예방하여 젊고 자신 있는 걸음걸이로 일상생활에 활력을 준다.

● 누구나 쉽게 시작할 수 있다

요가하면 고난위도의 유연성을 보여주는 운동으로 유연한 사람들만이 할 수 있는 것으로 생각하는 이들이 많다.

물론 요가의 어려운 자세는 결코 곧바로 되는 아니다.

정확한 요가 자세와 가까워지려는 노력으로도 효과를 볼 수 있다.

그리고 반복적인 수행을 한다면 차츰 근육을 부드러워져 결국은 완성될 것이다.

요가는 근육을 수축시켜 힘을 뽑아내는 스포츠와는 달리 수축된 근육을 펴는 것이며,스포츠로 인한 피로를 회복시키는데 으뜸 공신이다.몸이 굳어있는 사람일수록 요가를 권한다. 요가는 그 사람의 개성이나 체력에 맞춰 행하기 때문이다.

요가는 특정한 장소를 요구하지 않는다.

바른 지침서만 있으면 독습도 가능하며 한 평의 넓이로도 충분하다.

요가, 이렇게 시작한다.

적절한 장소 : 요가 매트(6~10mm)가 깔려있는 환기가 잘 되는 방.

적절한 복장 : 몸을 조이지 않는 편안한 운동복 차림

적절한 시간 : 공복상태 언제든지 좋다. (아침 기상 직후, 잠자기 2시간 전) 식후에 바로 하거나 만복 상태에서는 하지 않도록 한다.

1. 무리하지 않는다.

처음에서는 자신의 몸에 맞추어 행하고 시일이 경과함에 따라 강화해 나가도록 한다.

모든 사람의 얼굴의 생김새가 다르듯이 몸의 상태도 천차만별이다.

각 자세의 완성된 상태는 하나의 기준을 제시한 것뿐이므로 정확한 원리를 이해하면 동작이 잘 되고 잘 되지 않고는 큰 의미가 없다.

처음 시작할 때보다 발전된 자신의 몸의 상태를 직접 경험하도록 한다.

2. 의식을 집중하며 천천히 행한다.

각 자세의 수축과 이완의 리듬을 몸으로 느낄 수 있도록 호흡과 함께 천천히 행하도록 한다.

자신의 몸과 마음에 의식을 집중하고 호흡을 평소보다 깊게 하여 에너지를 충전시킨다.

몸보다 마음이 급하게 앞서 부상이 오지 않도록 한다.

3. 호흡에 집중한다.

어느 자세든지 호흡에 대한 배려가 있다.

수축된 근육은 바른 호흡과 함께 실행하면 신체 가동범위를 자연스럽게 넓히고 편안히 이완시킬 수 있다.

항상 호흡을 의식하고 다른 곳에 힘을 들이지 않도록 한다.

요가에 사용되는 호흡법은 매우 다양한데 자신의 컨디션, 때와 장소, 요가 프로그램 등 상황에 맞게 한다.

4. 꾸준히 반복한다.

처음부터 모든 동작이 잘되는 사람은 없을 것이다.

다른 사람과 비교하지 않고 하루아침에 몸을 바꾸려하지 않는다.

꾸준히 매일 습관처럼, 자신의 생활로 일부분으로 여긴다면 점진적으로 개선되어 가는 모습에 기쁨을 맛보게 될 것이다.

● 요가의 3가지 POINT

하타요가는 미용과 건강을 추구하는 수행법이다. 그러나 이 요가
에는 미용체조와 큰 차이점이 존재한다. 그 근본적인 세 가지
POINT는 다음과 같다.

첫째, 요가는 반드시 호흡법이 병행 된다.

미용체조에도 일부 호흡법을 도입한 것도 있기는 하나 요가는 모
두 호흡법이 정해져 있다. 잘못된 자세와 가느다란 숨쉬기로는 질병
을 불러들이는 격이 된다. 요가에서는 자세와 함께 명확한 호흡을
시키고 몸을 교정하여 간다.

둘째, 의식의 방향이 중요한 POINT이다.

초점이 잡히지 않고 의식의 방향이 멍해서는 모든 일에 힘이 될 수
가 없다. 예를 들어 「자 일을 하자」하고 의식을 두뇌에 가지고 가면
자연히 뇌에 혈액이 차서 두뇌의 활동이 활발해져 의욕이 솟아오른
다. 의식의 힘은 신비로움처럼 여겨질 합리성을 갖고 있는 것이다.

셋째, 정신 상태가 수행법의 요점이다.

미용체조나 라디오체조에는 정신 상태까지 바꾸는 힘은 없으나 요

가는 오히려 정신을 중시한다. 예를 들어 열등감을 극복하는 코브라 자세나 히스테리를 억누를 요가 상징 자세, 사람 앞에서 낯붉히지 않는 오징어 자세 등은 정신 상태를 변화시키는 수행법이라 할 수 있다.

 이처럼 요가는 호흡, 의식, 정신력과 육체적인 교정의 종합 효과라 말할 수 있을 것이다.

현대인의 질병과 요가치료

교통전쟁, 환경오염, 약 공해, 원인 불명의 질병, 인간관계나 경쟁으로 인한 스트레스 등 오늘을 사는 현대인은 다양한 질병에 노출되어 있다. 요가는 이러한 위기의식으로부터 회복을 위한 좋은 수단이 될 것이다. 그것은 우리들의 생활에 온 종일 응용되고 활용되기 때문이다.

요가는 단순한 미용체조와 같이 몸을 움직이는 것만이 아니다. 요가는 깊이 있는 원인 추구에서 출발해서 자생된 합리성이 있다.

예를 들어 노여움에 대해서 생각해 볼 수 있다. 우리들이 노여움을 느낄 때 우리들의 체내는 격하면서 빠른 호흡을 하게 된다. 대뇌와 심장에 혈액이 모이고 간장에서 혈액 중에 포도당이 다량으로 배출된다. 이후 안면이나 몸의 근육이 긴장되어 격하고 거친 기질을 나타내게 된다. 즉 노여움인 것이다.

떨리니까 호흡을 할 때 머리는 물론 복부까지 빈혈 상태를 일으키고 공포라는 감정을 만들어버린다. 뒤집어 말하면 공포를 느꼈기 때문에 이와 같은 상태가 되었다고 할 수 있다. 들어 쉬는 숨만 크게 되면 누선을 자극하여 눈물이 나오고, 더욱 심하게 되면 혈액순환이 멈추는 낌새가 되어 말을 잃게 되며, 고뇌와 슬픔 때문에 머리를 감싸게 된다. 이렇게 생각해 본다면 호흡이 얼마나 감정이나 육체를 좌우하고 있는가에 놀라울 뿐이다.

요가는 호흡법을 중요하게 여긴다. 그리고 이렇게 가르치고 있다.

노여움이나 슬픔이나 공포에서 벗어나기 위해서는 깊은 호흡을 비교적 빠른 리듬으로 반복하면 효과는 즉시 나타난다. 근육의 율동적인 운동을 촉진하고, 몸이나 얼굴 또는 눈의 근육을 충분히 풀어서 인간다운 즐거운 마음까지 갖게 해준다. 요가에서 호흡법은 빼놓을 수 없는 것이다.

바른 몸과 자세의 효과

다음, 요가의 자세는 어떻게 해서 태어났을까. 강력한 동물을 동경해 오던 고대 수행자들은 사자나 이리 혹은 지구력이 있는 낙타 등의 행동이나 모양을 보고 이것은 반듯이 무엇인가 깊은 의미가 있는 것이 틀림없고, 그것들의 자세나 행법에서 짜내는 것 중 효과가 있는 것만이 오늘날까지 남았다고 생각하는 층이 있다.

요가에서는 목이나 어깨 결림을 고치고, 복벽을 단련하고 중심을 배에 떨어뜨리고, 허리를 강화하는 운동을 계속한다. 체형을 고치는 일부터 시작하여 호흡법과의 상승효과로 정신적인 것을 바르게 해 나아간다. 요가의 자세는 원인이 되어 있는 체형을 교정하고 환부를 자극하여 혈액 순환을 촉진하기 위하여 합리적으로 연구되고 그것을 이어 받아 지속되어온 체형집이라 할 수 있다.

젊고 자신 있는 삶

요가의 최대의 효과는 젊음을 보존하는 것이다. 육체의 쇠퇴를 조금이나마 막고, 언제나 두뇌가 활발하고 풍요로운 기분으로 사는 것을 감사할 수 있다면 이 이상 행복한 것은 없을 것이다.

히말라야의 바바지 같은 이는 600살이나 됐다고 말하고 있다. 사실 요가 수행자들은 100살 이상의 장수자가 많이 있다. 그리고 언제까지나 젊어서 영원한 청춘을 갖고 있다. 요가의 비방은 세포를 부활시키고 육체적으로 정신적으로 젊음을 유지하는데 크게 도움 되는 확실한 반응이 있다.

누구나 쉽게 따라할 수 있는 요가

요가는 고난위도의 유연성을 보여주는 운동으로 특수 인들이 하는 것으로 생각하는 사람이 많다. 물론 요가의 어려운 자세는 결코 곧바로 되는 것은 아니다. 그러나 조금씩 하는 노력으로 점차 완성되어 가는 것이다. 또한 자세와 가까워지고 있는 것으로도 효과는 있게 마련이다. 매일 조금씩 계속해 감으로써 차츰 그 근육이 부드러워지고 벋어나서 반드시 완성될 것이다.

몸이 굳은 사람일수록 요가를 할 필요가 있다. 요가는 연령을 묻지 않는다. 50이나 된 사람이 어떻게 할 수 있을까? 라는 질문은 매우 잘못된 생각이다. 요가는 체육과 같이 근육을 수축시켜서 힘을 뽑아내는 것이 아니라 수축된 근육을 펴는 것이고, 굽은 체형을 교정하는 것이다. 그러므로 운동 에너지는 그렇게 많이 소비하지 않으며, 체육의 피로를 회복시키는 데 요가를 권유할 수 있다. 요가는 그 사람의 개성으로나 체력에 맞춰 행하는 것이다.

요가는 또한 특정한 장소를 요구하지 않는다. 바른 지침서만 있으면 독습도 가능한 것이다. 장소는 한 평 넓이로도 충분하다. 걸으면서도, 사무실에서도, 침대 속에서도 할 수 있는 자세가 있다.

요가의 자세는 본래부터 한 자세로 많은 효과를 갖고 있다. 활의 자세를 예로 들면, 이 자세는 평상시 운동이나 레저에서 오는 피로에 최대의 효과를 얻는다. 그 외에 저혈압, 냉증, 천식, 위장이나 간장이 약한 사람, 숙취에도 좋다고 되어 있다. 척추 전체의 구부러짐을 고치기 위한 것이 전신에도 유효한 것이다.

이와 같이 요가는 몇 가지 자세만 완성하고도 일상생활에 크게 도움이 되는 것이다. 요가에 소비되는 시간은 조금이면 된다. 한 자세에 몇 분이다. 기본자세를 포함하고도 10수 분, 아침에 일어나서 혹은 밤에 잠자리에 들기 전에 약간의 시간을 쪼개면 된다.

다만, 반드시 반복적으로 하도록 한다. 아침에 이를 닦고 세수를 하듯이 습관적으로 하루 생활의 필수 과목으로서 이어나아가 주기를 바란다. 그날 기분으로 중단하거나 서둘러 장시간 하거나 해서는 효과가 없다. 아무래도 상태가 안 좋다는 날일수록 충분히 한다. 자기의 마음과 몸을 자기의 의지로써 조절하여 뜻대로 자기를 만들어 가는 것이 요가이다. 이처럼 요가는 누구나 또 어디서나 손쉽게 할 수 있다.

●요가행법

 요가의 행법에서 가장 중요한 것은 "천천히 하는 동작"과 "깊은 호흡"이다. 이것을 납득하기에는 바른 지도법에 따라 바로 행하는 것이 중요하다. 잘못된 자세를 계속하면 몸에 무리한 힘이 끌려서 나쁜 결과를 초래하는 경우가 있다.
 바른 행법을 몸에 익힐 주의 점은 다음과 같다.

1. 무리를 하지 말 것
 요가의 자세는 완성된 형에 가깝게 하는 것만으로도 효과가 있다. 〈피라미드의 자세〉등에서 발이 벌려지지 않는다고 다리가 아픈데도 버티고 있다든지 완성형이 될 때까지 반복을 되풀이할 필요는 없다. 처음에는 자신의 몸에 맞추어 행할 것이고, 시일이 경과함에 따라 강화해 가면 되는 것이다.

2. 천천히 행할 것
 자세 중에는 긴장과 이완의 리듬을 몸으로 느낄 수 있도록 동작을 천천히 한다. 〈물구나무서기의 자세〉에서 발을 탁 떨어지게 하든지 숨을 들이켜 정지했다가 갑자기 급히 토하든지 하면 효과가 반감되고 만다.

3. 호흡에 주의할 것

어느 자세든지 호흡에 대한 배려가 있다. 이것은 들이키는 숨-토하는 숨(또는 들이키는 숨-정지-토하는 숨)이 반복이 몸을 훌륭히 긴장과 이완의 리듬으로 인도한다. 항상 호흡을 의식하고 다른 곳에 힘을 들이지 않도록 한다.

4. 의식을 집중시킬 것

항상 정신을 바짝 차리고 행한다. 특히 완성 자세로는 전신의 의식을 한 점에 집중하고 목표로 한 것을 묵념함으로써 효과를 얻게 된다. 각행법 중에는 반드시 POINT가 되는 의식을 두는 법을 기록해 두었으므로 참고하기 바란다.

5. 사해의 자세를 행할 것

그 날의 행법의 프로그램을 끝냈으면 뒤로 반듯이 누워서 몸을 쭉 뻗은 다음 사해의 자세로 온몸에 의식을 지워버리고 자연스런 호흡으로 돌아갈 때까지 휴식한다.

요가의 바른 호흡법

요가에서는 인간은 우주의 생명소 즉 에너지를 흡수하고 살아간다고 말하고 있다. 이 생명소를 공기, 빛, 흙, 물, 식물 등에서 섭취하여 인간이 생명력을 얻고 있는 것이다. 그중에도 제일 중요한 것은 공기를 호흡하는 방법이다. 호흡은 단순히 허파에 공기를 들이켜 넣는 동작의 연속이기는 하나, 그 단순한 운동 중에는 인격을 개조하리만큼 숨겨진 힘이 있음을 요가는 보여주고 있다.

요가에서는 숨을 들이키는 것을 프라그, 호흡을 정지하는 것을 굼바그, 숨을 토하는 것을 레차그 라해서 중요시 하고 있다. 요가 5천년의 역사는 실로 440종이나 되는 호흡법을 짜내고 있으나 그 기본은 가슴 호흡법, 배 호흡법, 완전 호흡법의 세 가지이다. 이것이 숙달되면 몸의 내장, 내분비 등의 기능을 향상시키고 정신상태도 조절할 수 있다.

그러면, 그 구체적인 방법을 소개해 보기로 한다.

가슴 호흡법

1. 늑골을 좌우로 크게 넓혀 양쪽 비공에서 숨을 크게 들이켜 마신다.(7초)

2. 늑골에 공기를 충분히 채운 다음 조금씩 늑골을 조이는 느낌으로 천천히 숨을 토해 낸다(10초)

배 호흡법

1. 배로부터 숨을 크게 토해 내면서 배를 모은다.

2. 계속하여 횡격막을 수축시켜서 하강시키고 크게 숨을 들이켜 아랫배가 차도록 숨을 들이켜 마신다(7초)

3. 끝으로 횡격막을 늦추어서 위로 치켜 올리면서 아랫배에 힘을 주고 숨을 토해 낸다(7초)

완전호흡법

1, 숨을 전부 토해버리고 배, 가슴, 어깨의 순서로 천천히 숨을 들이마신다(8초)

2. 아주 조금 숨을 토하고 상반신의 힘을 빼고 숨을 정지한다(16초)

3. 배, 가슴, 어깨의 순서로 천천히 숨을 토하되 완전히 토해 낸다(8초)

자연호흡이란 보통 무의식중에 숨 쉬고 있는 호흡이다.

요가에서는 항상 깊이 숨 쉬는 것을 중시한다.

각각의 시간을 가늠으로 하고 시계의 초침 소리를 마음으로 들으면서 하도록 가르친다.

토하는 숨은 들이키는 숨보다 길게 하도록 배려하기 바란다.

요가의 명상 행법

 명상이란 그 무엇에도 방해되지 않고 무심의 상태를 유지하는 것이다. 요가의 명상 행법은 자연에 앉아서 자연에 호흡하고 자연의 마음만으로 있으라고 가르친다. 일체의 속박에서 자기를 해방하여 참된 자유가 되는 것을 의미한다.
 명상은 요가 중에서도 고도의 행법이다. 조용히 앉아 있다 해도 잡념을 떨어버리고 무심의 경지에 들어간다는 것은 좀처럼 하기 어렵다. 다음 몇 가지를 주의하여 매일 한 번씩 행한다.

1. 몸가짐
 몸이 안정되는 좌법을 골라 자세를 바로 한다. 척추를 펴고, 턱을 당기고, 목과 어깨에 힘을 배고, 팔은 겨드랑이를 가볍게 들고, 손가락은 결인을 한다. 항문을 조이고 하반신에 힘을 집중시킨다.

2. 마음가짐
 앞의 자세에서 배꼽 아래 3cm의 단전에 힘을 넣는 것이므로, 상반신의 힘은 전부 빠진다. 의식을 한 곳에 집중하고 정기를 전신에 워서 자연히 의식을 떨어져 나가기를 기다린다.

3. 호흡
 토하는 숨에 의식을 집중시키고, 천천히 깊게 힘이 깃들인 자연 호흡을 반복한다. 명상을 위한 좌법으로는 다음의 것이 있다.

결가부좌

결가부좌는 양 발등을 큰 넓적다리에 올려놓는 자세이다.

반가부좌

반가부좌란 어느 한쪽 발등을 반대쪽의 큰 넓적다리에 올려놓는 자세를 말한다.

이 둘 다 명상의 중심적인 좌법이다. 처음에는 반가부좌, 익숙해지면 결가부좌가 좋을 것이다. 또한 넓적다리에 얹은 발은 가능한 한 하복부에 당겨 붙여 깊게 접는 것이 좋다. 이에 따라 몸의 전 기능은 가장 정돈된 활동을 하게 된다. 명상의 시간은 처음 행하는 사람은 30분 정도에서 멈추고 익숙해질 때는 한 시간으로 늘인다.

반좌

책상다리로 앉는 방법으로서 누구나 할 수 있고 초심자에 적합하다.

정좌

양발을 궁둥이 아래에 둔다. 꿇어 앉는 자셍이다. 양 무릎 끝에 주먹 하나가 들어갈 만큼 사이를 두고 오른발을 아래에 왼발을 위에 두고 궁둥이를 푹 실어 마음 편히 앉는다.

어떤 좌법이나 다 공통되지만 몸을 안정시키기 위해서는 양 무릎과 궁둥이의 세곳의 중심을 잘 잡는 일이 중요하다.

완전히 명상상태로 들어갈 수 있으면 체내의 힘은 완전히 통일되고 심신은 자연히 안정되어진다.

명상의 시간은 처음 행하는 사람은 30분 정도에서 멈추고 익숙해질 때는 한 시간으로 늘린다.

요가는 식생활 개선부터

건강과 미용 상, 올바른 요가의 식사법을 빼 놓을 수 없다. 요가에
서는 「적게 먹고, 적게 자고, 많이 배우고, 많이 움직이는 것」을 중요
시 하며, 「많이 먹는 것」은 가장 싫어한다.

특히 운동하지 않으면서 필요 이상의 식사를 하는 것은 내장을 피
로하게 하고 수면의 시간을 필요 이상 길게 한다. 다음의 주의 점을
지키면 각 자세의 효과도 훨씬 크게 된다.

1. 식사는 규칙 바르게 적당량을 취한다.
2. 잘 씹어서 천천히 먹는다.
3. 침착한 기분으로 먹는다.
4. 지나치게 찬 것과 더운 것은 먹지 않는다.
5. 식물성 식품을 주로 한다.
6. 단것은 절대로 피한다.
7. 자연의 것을 먹는다.

아름다운 여자의
S라인을 위한 요가

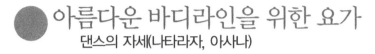

아름다운 바디라인을 위한 요가
댄스의 자세(나타라자, 아사나)

여성의 참된 아름다움은 균형이 잡힌 몸매, 매력적인 표정, 동정심이 있는 마음이라 할 것이다. 〈댄스의 자세〉는 여러분을 삼박자를 갖춘 우아한 여성으로 이끌어 줄 것이다.

◉ 요가 행법 순서

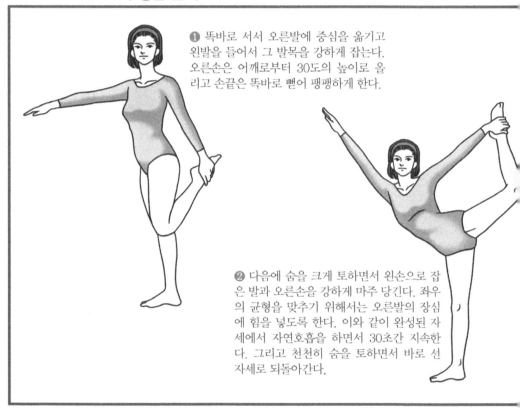

❶ 똑바로 서서 오른발에 중심을 옮기고 왼발을 들어서 그 발목을 강하게 잡는다. 오른손은 어깨로부터 30도의 높이로 올리고 손끝은 똑바로 뻗어 팽팽하게 한다.

❷ 다음에 숨을 크게 토하면서 왼손으로 잡은 발과 오른손을 강하게 마주 당긴다. 좌우의 균형을 맞추기 위해서는 오른발의 장심에 힘을 넣도록 한다. 이와 같이 완성된 자세에서 자연호흡을 하면서 30초간 지속한다. 그리고 천천히 숨을 토하면서 바로 선 자세로 되돌아간다.

요가 의학

우아함이란 내면적인 아름다움의 별명이기도 하다. 평소의 무의식적인 행위에서 우아함이 깃들어져 나오도록 하기 위해서는 평소에 세밀한 마음을 쓰고 행동에 주의해야 한다. 우리나라의 무용이나 서양의 춤을 즐기는 사람은 서서 추는 춤을 아름답다고 한다. 손의 표정 하나만으로도 마음을 표현 할 수 있는 것이다.

댄스 자세의 효과

깨끗한 곡선을 그리는 아름다운 자세이다. 몸의 유연성을 증진시키는 동시에 평형감각을 양성하여 여성다운 행위를 만들어 내는 기초도 된다.

POINT

● 의식은 몸을 지탱하고 있는 쪽의 발전체로 가져간다. 학과 같은 우아한 모습을 마음속에 그린다.

● 몸을 지탱하고 있는 받침대가 되는 다리는 절대로 굽히지 않도록 한다. 자세 중에는 즐겁고 우아하게 웃는 얼굴로 행한다.

● 좌우 교대로 1회씩 3세트 행한다.

● 처음에는 발목을 손으로 겨우 당겨 올리는 정도에 불과할 것이므로 한 손으로 벽이나 책상 등을 잡고 서서 다리를 당겨 올리는 연습을 한다.

● 다이어트에 도움이 되는 요가
웅크리기의 자세(스콰트)

스마트하게 되고 싶어서 고민하고 있는 여성은 전국적으로 수없이 많을 것이다. 장소도 필요하지 않고 시간도 돈도 들지 않고 행하는 방법이라면 〈요가의 마른 몸 미용〉이 가장 적당하다고 확신한다. 이것은 기구를 사용하지 않기 때문에 몸에 해를 주지 않고, 약물도 사용하지 않기 때문에 부작용도 없다. 손쉽게 누두근지 할 수 있는 감량법이다.

◉ 요가 행법 순서

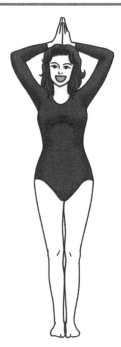

❶ 우선 발꿈치를 마주 붙이고 바로 서서 머리 위에서 합장한다. 이때에 양쪽 팔꿈치는 힘차게 팽팽하도록 당긴다.

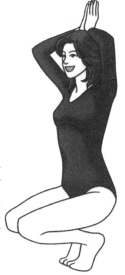

❷ 숨을 크게 토하면서 양쪽 무릎을 굽히고, 발끝으로 꿇어앉아서 몸 전체를 발끝으로 받친다. 그리고 숨을 들이쉬면서 1의 자세로 되돌아간다. 이것을 재빨리 반복한다.

요가 의학

요가의 감량 법은 어디까지나 가장 좋은 몸매를 이루고 더욱 젊음을 유지하고 이지적이고 쾌활한 정신을 양성해 준다.

그 구체적인 방법은 다음과 같다.

1. 과도한 식욕을 억제한다.

2. 큰 골격을 바꾼다.

3. 미식을 줄인다.

웅크리기 자세의 효과

다리 및 무릎을 굽혀서 완전히 구부리므로 주로 넓적다리, 허리, 등, 그리고 팔을 가늘고 날씬하게 해 준다.

가늘게 조여진 신체가 되고, 즐겁게 감량되는 것도 매력의 하나이다.

POINT

● 의식은 허리에 두되, 허리가 조이는 것처럼 생각하면서 행한다.

● 호흡은 웅크릴 때 토하고, 일어설 때 들이쉰다. 이것을 재빠르고 리드미컬하게 행한다.

● 이 자세는 에너지를 다량으로 소비하므로 처음에는 무리하지 않도록 주의하여 조금씩 몇 회 행한다.

● 본격적으로 행하려면 100회를 1세트로 하여 매일 아침 실시하나, 초심자들은 10회를 1세트로 하여 3세트씩 시작하는 것이 좋다.

● 슬림한 몸매를 만드는 요가
슬림의 자세(트위스트, 앤드, 밴드)

날씬한 몸매라 해도 건강하지 않으면 안 된다. 쓸데없는 군살을 빼고 미끈하면 서도 기민하게 동작할 수 있을 때야말로 건강미가 넘친다.

◉ 요가 행법 순서

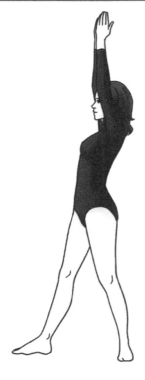

❶ 양쪽 다리를 50cm 가량 벌리고 서서 턱을 당기고 항문에 힘을 준다. 양손을 천천히 머리 위로 올려서 양쪽 손바닥 사이를 15cm 뗀다. 천천히 허리를 오른쪽으로 틀되, 윗몸도 거기에 맞추어 오른편으로 향하고, 양쪽 손바닥은 맞붙인다. 등은 힘껏 편다. 윗몸을 서서히 돌림에 따라 손도 처음의 상태로 돌아가서 내린다.

요가 의학

여위는 것의 기본은 낮은 칼로리에 높은 단백질의 영양을 섭취하는 것이다. 이 방법은 잘 먹고도 더욱 미끈하게 되는 비결인데, 실제로 실천에 옮긴 어떤 사람의 식단을 보면 두부, 계란, 닭고기, 메주콩, 요구르트, 치즈 등 다채로운 식품으로 무리가 없다. 여기에 〈슬림의 자세〉를 병행하면 건강하게 살을 뺄 수 있다.

슬림 자세의 효과
허리를 조여서 날씬한 몸매를 만들어 준다.

POINT
● 의식은 골반에 두고 크게 쥔다.
● 호흡은 숨을 들이쉬면서 몸을 돌리고, 토하면서 본래대로 돌아간다.
● 완성 자세에서는 윗몸을 위에서 잡아당기는 기분으로 강하게 펴는 것이 요점이다.
● 좌우 회전을 3회씩 3세트 행하면 효과적이다.

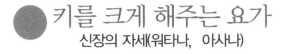

키를 크게 해주는 요가
신장의 자세(워타나, 아사나)

성장기를 지났으므로 이제는 키가 크지 않을 것이라고 단념한 사람이라도 한 번 시도해 보기 바란다. 최고 6cm까지 자라게 된다.

◉ 요가 행법 순서

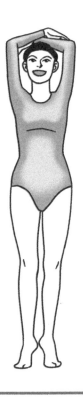

❶ 똑바로 서서 항문을 조우고 등뼈를 쭈욱 편다. 숨을 토하면서 양팔을 머리 위로 올리고, 좌우의 손으로 사진과 같이 팔꿈치를 껴잡는다.
이 자세로 발꿈치를 올렸다 내리는 운동을 되풀이한다. 올릴 때는 숨을 토하면서 발끝으로 서서 엄지발가락에 힘을 주고 골반을 조우며, 내릴 때는 숨을 들이쉰다.

요가 의학

많은 사람이 자세가 나빠서 뼈가 굽거나 비뚤어지게 된다. 이를 정상으로 되돌리면 신장은 늘어난다. 또 작은 물고기, 가다랭이(바닷물고기), 해초류에 많이 포함된 칼슘, 비타민 D, 요오드 등이 뼈의 성장을 돕는다.

신장 자세의 효과

다리에 있는 62개의 뼈의 피 돌림을 좋도록 하고, 여기에 따른 근육을 단련해서 뼈의 성장을 촉진시킨다. 팔을 껴잡고 척추를 펴기 때문에 굽은 등이 펴지고 전신의 혈관과 임파관의 압박을 풀어서 순환을 좋도록 한다.

POINT

- 의식을 등뼈에 가져가고, 몸이 위로 당겨 올라가는 것처럼 행한다.
- 20회 연속하고 쉬는데 이것을 3세트 행하면 효과적이다
- 3개월 정도 계속하는 것이 중요하다.

곧은 등을 만드는 요가
어깨 돌리기의 자세(포오, 더, 쇼울더즈)

아름다운 몸매를 만드는 가장 기본적인 조건은 「등의 근육을 똑바르게 하는」일이다. 아무리 얼굴이 아름다워도 등의 근육이 굽어 있으면 매력이 반감되고 말 것이다.

◉ 요가 행법 순서

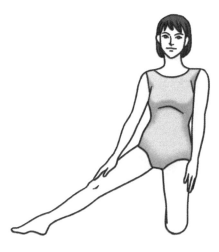

❷ 이 상태에서 숨을 크게 들이쉬었다가 천천히 토하면서 윗몸을 구부려서 엎드린다. 팔은 숨을 토함과 동시에 천천히 위로 올린다.

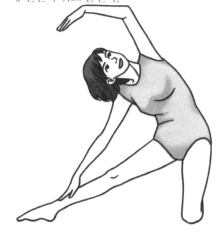

❶ 양쪽 엄지발가락을 포개어 발을 붙이고 꿇어앉는다. 항문을 강하게 조우고 등을 펴서 턱을 가볍게 당긴다. 눈은 정면을 바라보며 손을 뒤로 돌려 깍지 끼고 팔꿈치를 뻗는다.

요가 의학

앞으로 구부린 자세나 좌우 어느 쪽으로 비뚤어진 자세가 계속되면 척수의 정렬이 문란하여 그것 때문에 추간공이 비뚤어져서 척수신경을 압박하고 내장의 여러 기관에 이상 현상을 일으켜 질병이 된다.

인간의 가장 바른 자세는 경추는 앞으로, 흉추는 뒤로, 요추는 앞으로 느린 곡선을 그리면서 용수철과 같이 S자형으로 되고, 골반을 지탱 점으로 해서 중심을 단전에 떨어뜨리는 상태이다.

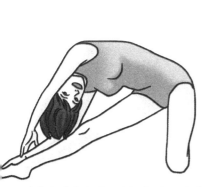

❸ 이마가 바닥에 닿으면 눈을 감고 한번 숨을 들이쉰 후 이 자세를 10초간 유지하면서 자연 호흡을 계속한다. 이 때 팔꿈치를 펴서 손을 똑바로 위로 뻗도록 한다. 다음에, 숨은 깊게 토한 후 들이쉬면서 윗몸을 천천히 올려서 원자세로 되돌아간다.

어깨 돌리기 자세의 효과

비뚤어진 척수를 똑바로 교정한다. 자세가 좋지 않는 사람이 척수가 아탈구(탈구 일보 직전의 상태로 뼈와 뼈의 연결부가 비뚤어져 있는 것)를 일으켜서 자율신경을 압박하고, 내장에 이상이 발생하므로 그 예방이 된다. 또 손을 위로 힘껏 올림으로써 팔의 근육을 조여 날씬하게 된다.

POINT

● 의식은 척주 전체로 가져간다. 손은 똑바로 올려서 등을 잡아당기듯이 뻗는다. 이 때 전체의 혈액이 모여 있는 것처럼 느껴진다.

● 연속 4회를 1세트로 하고, 휴식을 사이에 둔 다음 2세트 행한다.

● 군살 빼기에 도움이 되는 요가

백조의 자세(사이드 , 푸시업)

최근에는 지나치게 살찐 사람이 늘어나고 있다. 초등학교의 낮은 연령층에도 이런 경향은 뚜렷하다.

군살은 어깨로부터 팔의 윗부분에 걸쳐서, 또는 허리 주위, 배, 넓

◉ 요가 행법 순서

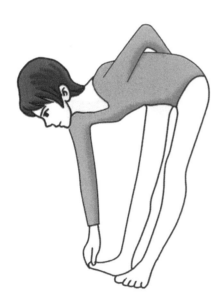

❶ 다리를 나란히 하고 바로 서서 왼손을 뒤로 돌리고, 무릎이 구부러지지 않도록 하여 오른손으로 오른발의 엄지발가락을 잡는다.

적다리 등에 지방이 붙어서 모처럼의 몸매가 허물어진다. 또한 근육이 풀어지며 늘어지게 되어 발생한다. 버스트나 힙의 위치가 내려가는 것은 이 때문인 것으로, 결국은 피부의 윤택마저 사라져서 전형적인 중년의 비만이 되지 않을 수 없다.

예방으로서는 식생활에 주의하는 동시에 활동적인 일상생활을 명심해야 한다. 몸을 움직인다는 것이 바로 지나친 비대를 억제하는

◉ 요가 행법 순서

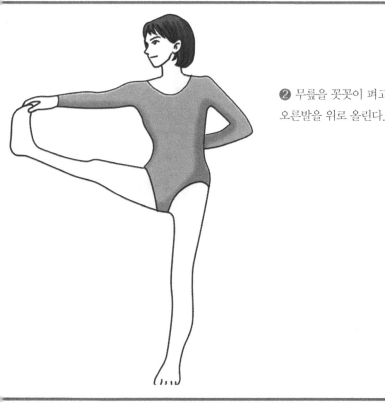

❷ 무릎을 꼿꼿이 펴고 숨을 토하면서 오른발을 위로 올린다.

것이다.

백조 자세의 효과

이 자세는 다리를 가늘고 길게 하고, 웨이스트를 바짝 조우고, 버스

◉ 요가 행법 순서

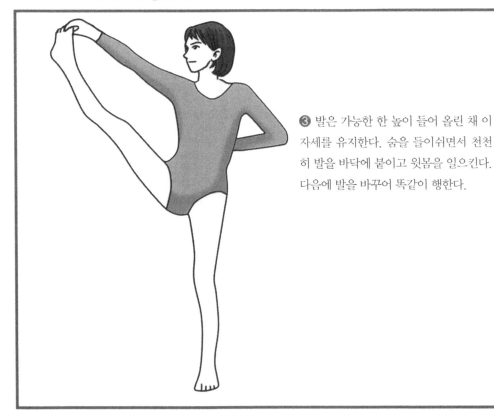

❸ 발은 가능한 한 높이 들어 올린 채 이 자세를 유지한다. 숨을 들이쉬면서 천천히 발을 바닥에 붙이고 윗몸을 일으킨다. 다음에 발을 바꾸어 똑같이 행한다.

트를 밀어 올리므로 아름다운 몸매를 만드는데 최고의 것이다.

POINT

● 자신이 백조처럼 아름답고 우아하게 되었다는 모습을 머릿속에 그리면서 자세를 행한다.

● 받치고 있는 발의 엄지발가락에 힘을 주고 장심에 중심을 얹으면 균형이 잡힌다.

● 양발의 무릎을 굽히지 않도록 하면 각선미가 아름답게 된다.

● 처음에는 한 손으로 벽이나 의자를 잡고 천천히 발을 높이 든다.

● 좌우로 두 번씩 행한다.

● 아름다운 피부에 도움이 되는 요가
차크라새의 자세(차크라바가, 아사나)

언제나 젊고 아름답게 되고 싶은 염원을 가지면 가질수록 나이가 많아짐에 따라 피부가 거칠어지는 것이 마음에 걸린다.

◉ 요가 행법 순서

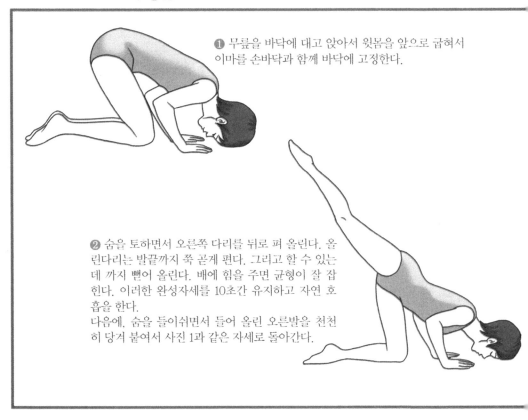

❶ 무릎을 바닥에 대고 앉아서 윗몸을 앞으로 굽혀서 이마를 손바닥과 함께 바닥에 고정한다.

❷ 숨을 토하면서 오른쪽 다리를 뒤로 펴 올린다. 올린 다리는 발끝까지 쭉 곧게 편다. 그리고 할 수 있는 데 까지 뻗어 올린다. 배에 힘을 주면 균형이 잘 잡힌다. 이러한 완성자세를 10초간 유지하고 자연 호흡을 한다.
다음에, 숨을 들이쉬면서 들어 올린 오른발을 천천히 당겨 붙여서 사진 1과 같은 자세로 돌아간다.

피부를 아름답게 하기 위해서는 건강한 신체가 되는 것이 제일 첫째 조건이다. 그러기 위하여 심심피로 해소 및 변비를 없애고 자세를 바르게 하는 습관이 항상 병행되어야 한다.

차크라새 자세의 효과

이 자세는 경추 6,7번을 강압하여 부교감신경의 동작을 높이고, 장이나 간장의 독소를 제거하여 윤기 있는 피부를 만든다.

POINT

● 의식을 아랫배에 둔다.

● 양팔로 굳게 받쳐서 윗몸을 안정시키는 것이 골자이다. 다리를 무턱대고 높이 올리는 것에만 마음을 두지 말고, 발끝에 힘을 넣어 무릎을 펴는 것이 긴요한 일이다.

● 허리가 접히거나 굽지 않도록 하면 등을 젖힐 때 아름다운 자세가 된다.

● 좌우의 발을 교대로 3회 반복하고 하루 1세트 행한다.

● 가는 팔 만들어주는 요가
손 누르기의 자세(파암, 프레스)

여름이 가까워 올 때 마음에 쓰이는 것은 팔이 굵은 것이다. 각선미처럼 문제되지 않기 때문에 미용의 항목에 들어가는 일은 적겠으나, 여성에게 있어서는 역시 중요한 아름다움의 POINT이다.

◉ 요가 행법 순서

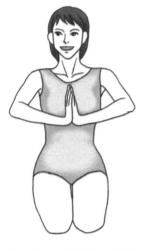

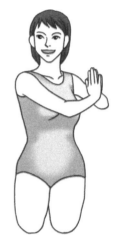

❶ 꿇어앉아 기도하는 자세로 가슴 앞에서 손을 합친다. 숨을 들이쉬면서 힘껏 손바닥을 밀어 누르고(3초), 숨을 토하면서 천천히 힘을 뺀다(3초). 이것을 5회 반복한다.

❷ 다음에, 손을 그 상태대로 왼쪽으로 가져가서 1과 같은 호흡으로 힘을 주었다 뺏다 하는 동작을 5회 반복한다.

요가 의학

근육을 수축하거나 신장시키는 운동은 칼슘이온이 중요한 역할을
한다. 이 이온이 부족하면 근육이 조이지 않고 늘어져서 처진다. 단
단히 조여진 근육을 유지하기 위해서는 미네랄 성분(칼슘으로부터
시작해서 나트륨, 마그네슘, 칼륨)의 균형이 중요하므로 작은 물고
기, 조개류, 해초류, 시금치 등이
많이 들어 있는 "미네랄 먹기"를
실천해야 한다.

손 누르기 자세의 효과

양손을 합장하여 힘을 줌으로써
팔의 근육에 긴장을 주고 바짝 조
여 줌으로써 팔의 쓸데없는 군살
을 제거해 준다.

POINT

● 의식은 합친 손바닥에 집중
한다.

● 하루 2세트 행한다.

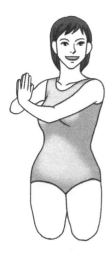

❸ 이번에는 손을 오른쪽으로 옮
겨서 1의 동작을 5회 반복한다.

● 등 군살 제거를 해주는 요가
반궁의 자세(알드라, 다누라, 아사나)

어깨에서 등에 걸쳐 군살이 있으면 가슴의 아름다움을 표현할 수 없다.

◉ 요가 행법 순서

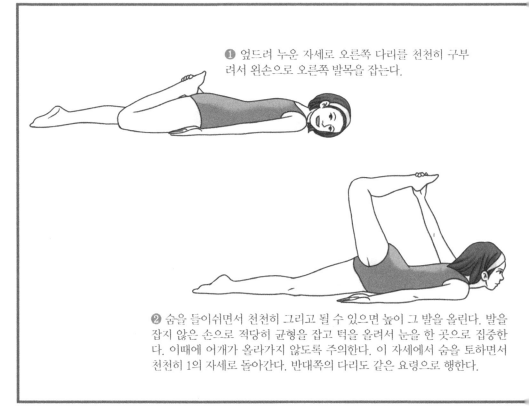

❶ 엎드려 누운 자세로 오른쪽 다리를 천천히 구부려서 왼손으로 오른쪽 발목을 잡는다.

❷ 숨을 들이쉬면서 천천히 그리고 될 수 있으면 높이 그 발을 올린다. 발을 잡지 않은 손으로 적당히 균형을 잡고 턱을 올려서 눈을 한 곳으로 집중한다. 이때에 어깨가 올라가지 않도록 주의한다. 이 자세에서 숨을 토하면서 천천히 1의 자세로 돌아간다. 반대쪽의 다리도 같은 요령으로 행한다.

요가 의학

평소에 어깨를 앞으로 내밀고 등을 앞으로 굽히는 자세를 취하게 되면 반드시 등 근육의 힘을 약화시킬 뿐 아니라 등뼈를 굳어지게 하여 각종의 신경에 이상을 일으키고 혈액 순환을 나쁘게 한다.

반궁 자세의 효과

다리를 강하게 당겨 올림으로써 척추를 자극하고 등의 군살이나 둔부, 배의 지방을 뺄 수 있다.

POINT

● 의식은 올린 다리의 골반에 집중한다.
● 교대하여 5회를 1세트로 하고, 하루 3세트 행한다.

● 풍만한 가슴을 만들어 주는 요가
풍만한 가슴의 자세(임프루브, 버스트)

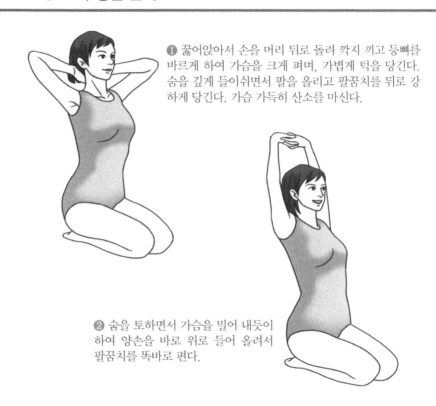

❶ 꿇어앉아서 손을 머리 뒤로 돌려 깍지 끼고 등뼈를 바르게 하여 가슴을 크게 펴며, 가볍게 턱을 당긴다. 숨을 깊게 들이쉬면서 팔을 올리고 팔꿈치를 뒤로 강하게 당긴다. 가슴 가득히 산소를 마신다.

❷ 숨을 토하면서 가슴을 밀어 내듯이 하여 양손을 바로 위로 들어 올려서 팔꿈치를 똑바로 편다.

요가 의학

미로의 비너스상과 같이 가슴팍이 높고 풍만하여 반원을 그리듯,

마치 사발을 엎어 놓은 것 같은 모양이 이상적이라고 한다. 유방의 바탕이 되는 대흉근을 발달시켜서 가슴을 풍만하게 하고, 가슴의 근육을 바짝 조여 유방을 위로 올려서 모양 자체를 아름답게 한다.

풍만한 가슴 자세의 효과

척추의 비뚤어짐을 제거하여 자세를 바르게 하고, 가슴을 넓혀서 대흉근의 발달을 촉진한다.

POINT

● 의식은 양쪽 유방으로 가져간다.

● 버스트가 풍만하게 된 상태를 분명하게 머릿속에 그려보면서 행한다.

● 5회 반복하고, 하루 2세트 행한다.

● 가슴을 업 시켜주는 요가
소 얼굴의 자세(고무크, 아사나)

버스트를 올리는 것은 작은 가슴을 풍만하게 하는 것보다 더 어려운 일이다.

◉ 요가 행법 순서

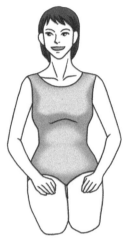

❶ 꿇어앉아서 등의 근육을 똑바로 펴서 자세를 바로 한다.

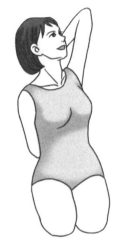

❷ 천천히 왼손을 위로부터, 오른손을 아래로부터 등으로 가져가서 사진 2와 같이 등의 중앙에서 손가락을 맞잡는다.

요가 의학

유방을 올리는 가벼운 방법은 〈가슴 지압〉이다. 취침 전에 5~6분간 할 수 있는 간단한 방법이다. 위를 향하여 반듯이 누워서 유방의 아랫부분을 손으로 누르고 숨을 힘차게 6초간 토하면서 손가락 전체로 밀어 올린다. 6초가 지나면 손을 빨리 떼고 천천히 숨을 들이쉰다. 다시 6초간 손으로 눌러서 위로 올린다. 이것은 적은 시간으로도 특효를 갖게 한다.

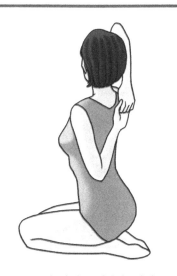

❸ 이 자세로 가슴을 힘껏 쭉 펴고 조용한 자연 호흡으로 10초 동안 헤아린다. 이번에는 좌우의 손을 바꾸어서 꼭 같은 요령으로 행한다.

소 얼굴 자세의 효과

이 자세는 대흉근을 조여서 탄력성을 갖도록 하므로 밑으로 처진 버스트를 위로 올리는 것이다.

POINT

● 완성 자세에서는 천정을 크게 쳐다보고 가슴을 위로 들어 올리듯이 한다.

● 몸을 비트는 것이 아니고 위쪽 어깨를 강하게 뒤로 잡아당기는 것처럼 한다.

● 3회 연속으로 하루 2세트 행한다.

● 요가의 어느 자세를 행할 때도 마찬가지지만, 특히 몸을 아름답게 하고 싶을 경우, 즉시 효과를 기대하는 것은 무리이다. 그러나 3개월, 반 년, 1년 동안 계속하는 중에 반드시 확실한 효과가 나오게 된다. 조급해 하지 말고 매일 계속하는 것이 제일 중요하다는 것을 잊어서는 안 된다.

가는 허리를 만들어 주는 요가
쓸기의 자세(파르스보탄, 아사나)

남성이나 여성을 불문하고 웨이스트라인을 바짝 조운 것은 모습을 아름답게 할 뿐만 아니라 내장의 기능을 활발하게 한다. 속담에 허리띠가 1cm 늘어나면 수명은 1년 단축된다고 하는데, 특히 중년 이상의 사람들에게는 마음이 쓰이는 말 같다.

◉ 요가 행법 순서

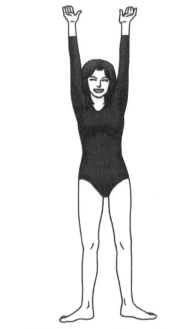

❶ 양발을 조금 벌리고 서서 양팔을 머리 위로 쭉 뻗는다. 손끝까지 쭉 뻗는다.

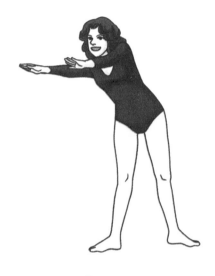

❷ 숨을 토하면서 윗몸을 오른발 쪽으로 굽힌다.

요가 의학

허리가 굵어지는 원인에는 복공안에 물이 고여서 횡격막이 밀려 올라간 경우 배설 능력이 쇠퇴하게 되어 장관에 가스가 가득 찬 상태, 위하수나 위 확장 등이 있다. 이러한 상황이 만성이 되면 호흡이 얕아지고, 근육이 이완되고, 등뼈가 굽으며, 쇄골늑골, 장골 등이 바깥쪽으로 열려서 점점 더 굵어지는 원인이 된다.

쓸기 자세의 효과

허리를 중심으로 하여 몸을 돌리는 것은 앞으로 굽히고, 옆으로 눕히고, 틀고 하는 등 여러 가지 자세가 포함된다. 이것은 모두 허리를 가늘게 하는데 유효한 것이다. 양팔을 힘껏 쭉 뻗어서 될 수 있으면 크게 돌리면 더 좋은 효과를 얻는다.

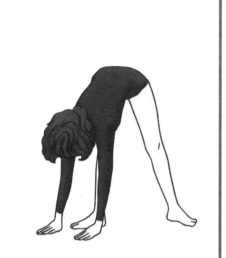

❸ 손바닥을 오른발 쪽으로 약간 향하여 바닥에 닿는다.

POINT

● 의식은 처음부터 끝까지 허리에 두되, 좌우에서 허리를 누르고 있는 기분을 갖는다.

● 윗몸을 회전할 때는 양발을 단단히 고정시켜서 무릎을 뻗은 채 바닥을 쓸어내는 기분으로 행한다.

● 허리가 조여진 모습을 그리면서 즐겁게 행하면 효과적이다.

● 한 방향으로 한번씩 2세트 행한다.

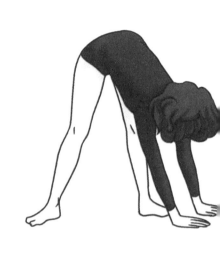

❹ 양팔을 바닥에 붙인 채 왼발 쪽으로 미끄러져 가게 한다.

❺ 여기서 숨을 크게 들이쉬면서 천천히 윗몸을 회전해 일으켜서
1의 자세로 돌아간다. 반대 방향도 같은 요령으로 행한다.

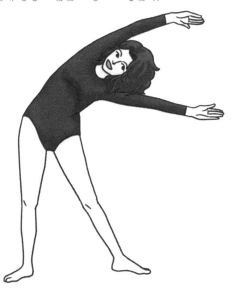

●둥근 힙을 만들어 주는 요가
힙스

아름다운 힙은 매력적인 뒷모습을 만든다.

◉ 요가 행법 순서

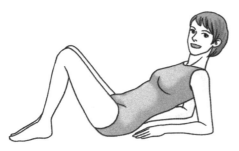

❶ 사진과 같은 자세로 비스듬히 눕는다. 손바닥은 바닥에 붙인다.

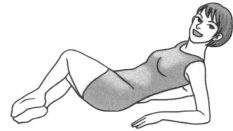

❷ 숨을 토하면서 양쪽 무릎을 오른쪽으로 눕힌다. 윗몸과 팔은 1의 상태대로, 발끝의 위치도 움직이지 않도록 하여 허리를 오른쪽으로 비튼다. 다음에, 숨을 들이쉬면서 천천히 원자세로 돌아간다.

요가 의학

엉덩이가 아래로 처지면 스타일 면에서도 마음에 쓰이는 일이지만, 더욱 근본적인 것은 노화가 시작되고 있음을 알려 주는 신호이

다. 힙을 올리는데 효과적인 방법은 발레리나처럼 발끝으로 걷는 것
이다.

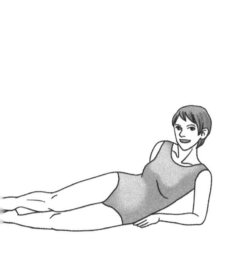

힙스의 효과

허리를 좌우로 비틀어서 허리의 군살을 빼고, 둔부의 근육이 아래로 처지는 것을 예방한다. 또 탄력성이 있고 팽팽한 아름다운 힙이 된다.

POINT

● 발을 좌우로 눕힘에 따라 힙이 조여지는 것처럼 머릿속에 그 모습을 분명히 그려 놓고, 의식은 항상 힙에 둔다.

● 좌우로 2회 반복하고, 〈사해의 자세〉로 30초간 긴장을 푼다. 하루 3세트 행한다.

❸ 또 숨을 토하면서 허리를 비틀어서 무릎을 왼쪽으로 눕히고, 숨을 들이쉬면서 원자세로 돌아간다.

● 날씬한 하반신 만들기에 도움이 되는 요가
힙, 포인터

아랫배나 둔부 그리고 넓적다리는 지방이 끼기 쉬운 곳이다. 연령과 더불어 이런 곳에 군살이 끼게 되면 비관적인 체형이 되고 만다. 언제나 하반신의 라인이 아름다운 사람은 지적이고 스마트한 모습을 나타내고, 무엇을 입어도 베스트 드레서의 자격이 충분하다.

◉ 요가 행법 순서

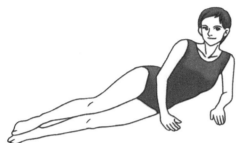

❶ 왼편을 아래로 하여 바닥에 옆으로 눕는다. 양쪽 무릎을 똑바로 쭉 뻗어 겹쳐서 왼손과 왼발로 몸을 받친다.

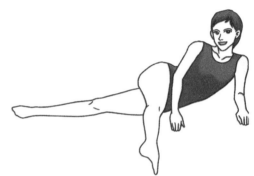

❷ 깊은 숨을 들이쉬면서 오른발을 천천히 올리고, 크게 숨을 토하면서 왼발과 직각이 될 만큼 오른발을 앞으로 던져 내민다.

요가 의학

하반신을 가늘고 바짝 조이도록 하려면 그 부분을 충분히 움직여야 한다. 그러려면 매일 아침 수 분간이라도 좋으니까 요가 체조를 하기 전에 달리기를 하는 것이다. 남성이든 여성이든 간에 새벽 5시

쯤 기상해서 5km 정도의 코스를 달리면 좋은데, 일주일간 계속하면
발목이 조이고 다리 전체가 가늘어진다.

힙. 포인터의 효과

넓적다리의 근육을 조여 붙임으로써 힙을 올려준다. 또 발을 올렸을 때 자극이 흉추 4,5번에 가므로 심장마비, 간장충혈, 혈압항진증을 억제하는 동시에 유선 호르몬의 분비를 왕성하게 한다. 여성 특유의 날씬한 용자를 만들어 준다.

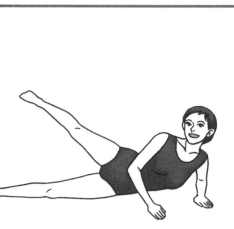

❸ 또 숨을 들이쉬면서 오른발을 뒤로 힘껏 멀리 올린다. 숨을 토하면서 1 자세로 돌아가고, 이번에는 몸의 방향을 바꾸어 왼발을 올려서 같은 요령으로 행한다. 이것을 1세트로 한다.

POINT
● 행법 중에는 무릎을 굽히거나 윗몸이 앞으로 넘어지지 않도록 주의하여 어떤 동작도 천천히 행한다.
● 손목과 어깨의 힘을 빼고, 의식을 발끝에 가져가며, 둔부를 위로 끌어 올리듯이 한다.
● 1세트 끝낼 때마다 30초 동안 〈사해의 자세〉로 휴식하고, 3세트 행한다.

각선미를 만들어 주는 요가
낚싯바늘의 자세(토리콘, 아사나)

날씬한 영양과 같이 아름다운 다리를 갖고 싶다는 소원은 여성 모두의 것이라 생각한다. 우리나라 사람의 체형은 오랫동안 앉아 있는 생활과 곡식류의 식생활로 인하여 원통하지만 결코 미끈하고 아름다운 다리라 할 수 없다. 그러나 다리가 짧아 보이는 최대의 원인은 다리가 굽었기 때문이다. 무릎을 펴서 O형의 다리를 바루고, 넓적다리와 발목을 조우면 몰라보리 만큼 각선미가 좋아진다.

◉ 요가 행법 순서

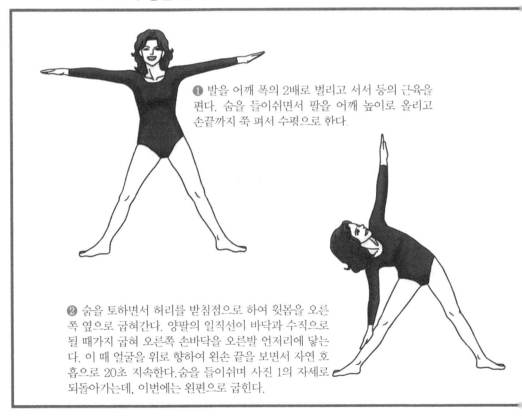

❶ 발을 어깨 폭의 2배로 벌리고 서서 등의 근육을 편다. 숨을 들이쉬면서 팔을 어깨 높이로 올리고 손끝까지 쭉 펴서 수평으로 하다.

❷ 숨을 토하면서 허리를 받침점으로 하여 윗몸을 오른쪽 옆으로 굽혀간다. 양팔의 일직선이 바닥과 수직으로 될 때까지 굽혀 오른쪽 손바닥을 오른발 언저리에 닿는다. 이 때 얼굴을 위로 향하여 왼손 끝을 보면서 자연 호흡으로 20초 지속한다. 숨을 들이쉬며 사진 1의 자세로 되돌아가는데, 이번에는 왼편으로 굽힌다.

요가 의학

이상적인 각선미를 만드는 요령은 일상생활이 중요하다. 우선 걸어야 한다. 허리에 중심을 두고 무릎을 썩 내밀어서 다리를 성큼성큼 크게 벌려 걷는 것이다. 자연히 발꿈치부터 땅에 닿고 자세도 발라진다. 다리 안쪽에 힘이 들어가고, 둔부도 좌우에서 조여지는 느낌이 된다. 배에 힘을 빼고 토닥토닥 걷지 않도록 한다.

낚싯바늘 자세의 효과

다리를 크게 벌림으로써 무릎이 펴지고, 다리 안쪽의 근육이 조여진다. 윗몸을 눕힐 때마다 허리로부터 다리에 걸쳐서 중심이 이동하여, 이것이 받치는 힘을 발휘해서 평소에는 쓰지 않는 근육도 활발하게 되고 발목의 아킬레스건까지 죈다.

POINT

● 몸을 굽혔을 때의 의식은 시선의 방향 즉 올린 손끝으로 향한다.

● 몸이 앞으로 기울어지지 않도록 하여 바로 옆으로 눕힌다.

● 좌우로 2회씩 행한다. 어느 쪽이든 굽히기 어려운 쪽이 있으면 그쪽을 많이 굽힌다. 이것은 굽히기 어려운 쪽의 근육이 굳어졌거나 뼈가 비뚤어진 것을 교정한다. 3세트가 이상적이다.

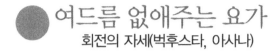

여드름 없애주는 요가
회전의 자세(벅후스타, 아사나)

여드름은 연령에 관계없이 나는데, 역시 사춘기에 많고, 따뜻해질 때인 초봄에 제일 많다.

◉ 요가 행법 순서

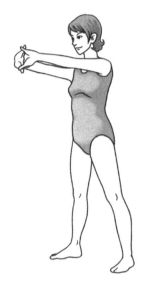

❶ 좌우의 발을 60cm 정도 벌리고 서서 양팔을 앞으로 손가락을 깍지 낀다.

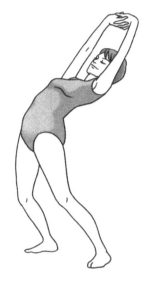

❷ 숨을 크게 들이쉬고, 양팔을 머리 위로 올리면서 숨을 토하고,

요가 의학

　여드름의 원인은 여러 가지 있으나, 12살 경부터 성호르몬의 분비가 왕성해져서 남성호르몬과 여성호르몬의 균형이 맞지 않기 때문

에 피지선에서 지방분이 지나치게 많이 조성되고, 바깥공기의 오염도 함께 조성되어 지방에 세균이 묻어서 여드름이 나오는 것이다. 이밖에 당분의 과다 섭취, 동물성 지방의 과다 섭취 등이 여드름의 원인이 되는 경우도 있다.

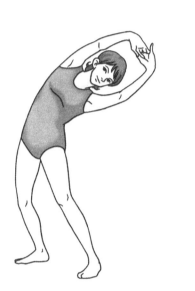

❸ 허리를 중심으로 하여 왼쪽으로 돌려 10회, 오른쪽으로 돌려 10회씩 회전시킨다.

회전 자세의 효과

호르몬의 불균형을 시정함으로써 위장과 간장의 활동을 높이고 배설력과 정화력을 정상으로 하여 여드름을 만드는 원인을 없앤다.

POINT

● 의식은 허리에 둔다.

● 윗몸만 돌리려 하지 말고 허리로부터 크게 원을 그리는 요령으로 회전시킨다. 즐거운 마음으로 행한다.

● 물 한 컵을 마시고 행하면, 심한 변비에도 크게 효과가 있다.

● 장에 자극을 강하게 하고 싶을 때는 회전을 빨리 한다.

● 하루 1세트 행한다.

● 아름다운 목소리를 만들어 주는 요가
갈매기의 자세

아름다운 소리의 주인공이 되려면 목을 단련해야 한다.

◉ 요가 행법 순서

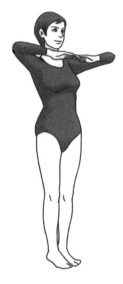

❶ 발꿈치를 맞대고 꼿꼿이 서서, 손바닥을 아래로 하여 가운데손가락끼리 가슴 앞에서 맞대고, 팔 전체가 수평이 되도록 준비한다. 늑골과 가슴으로 크게 숨을 들이쉰다.

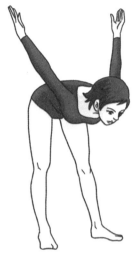

❷ 숨을 토하고 양팔을 뒤로 가져가면서 몸을 앞으로 굽힌다. 이때에 등과 바닥이 평행으로 될 때까지 굽힌다. 다음 좌우의 발을 약 60cm 벌리고, 얼굴은 약간 앞쪽을 향하면서 크게 숨을 들이마신다. 3초간 숨을 정지하고 이 상태를 유지한다. 이때 눈은 2m 앞을 응시한다.

요가 의학

목구멍에 있는 차크라를 비스타 차크라 라고 하는데, 영원한 젊음과 아르다움을 지니고 활동한다. 여기에는 갑상선이 있고, 칼슘의 신진대사와 갑상선호르몬이 되는 티록신이 분비되어 있어서 성장 촉진과 피로 회복을 돕는다. 이 때문에 목청을 강화하는 것은 아름다운 목소리를 만드는 것만이 아니라 전신의 건강에도 중요하다.

갈매기 자세의 효과

이 자세는 양팔을 좌우로 펴 넓힘으로써 가슴이 열리고, 특히 성대에 자극을 쥐기 때문에 아름다운 목소리가 생겨난다.

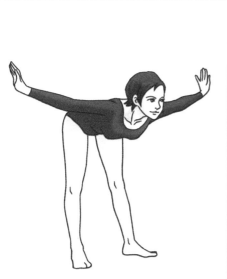

❸ 숨을 토하면서 좌우의 손을 옆으로 똑바로 쭉 펴고, 윗몸을 약간 일으켜 얼굴을 들고 바로 정면을 응시한다. 손바닥은 바깥쪽을 향한다.
이 자세로 30초가량 자연 호흡을 한 후 천천히 1 자세로 돌아간다.

POINT

● 「소리가 아름다워진다」는 암시를 반복하면서 의식은 항상 갑상선으로 가져간다.
● 하루 2세트 행한다.

●잔주름을 없애주는 요가
목 마사지

날마다 거울을 볼 때마다 마음에 걸리는 것이 얼굴의 잔주름이다. 이것만은 아무
리 두터운 화장을 하여도 지워지지 않는다.

◉ 요가 행법 순서

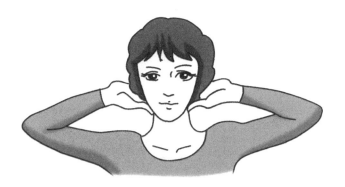

❶ 목 뒤 경추 4, 5, 6번에 양손을 좌우에서 댄다. 엄지손가락은 가볍게 접어 두
고 나머지 네 손가락을 나란히 하여 대되, 숨을 토하면서 6초간 강하게 지압한다.
6초 후에는 즉시 손을 떼고, 천천히 숨을 들이쉰다(의식은 목 뒤에 둔다).

주름은 피부에 피하지방이든 수분이든 어느 하나가 끊어지면 발생한다. 특히 잔주름은 갑상선호르몬, 성호르몬, 타액선호르몬의 분비가 쇠퇴해지는 것이 원인이다. 주름이 만들어지지 않도록 하기 위하여 신선한 과일이나 채소를 많이 섭취해서 비타민 C를 피부에 충분히 보급한다. 비타민 C는 피부를 매끄럽게 하고, 멜라닌 색소의 증

◉ **요가 행법 순서**

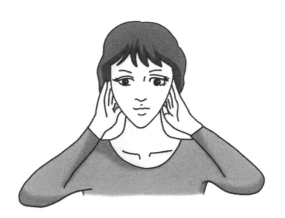

❷ 다음에, 엄지손가락으로 턱 밑을 누르고 가운데손가락을 관자놀이에 붙여서 엄지손가락 옆면으로 위에서 아래로, 그리고 아래에서 위로 작은 원을 그리듯이 6회 가량 마사지한다. 이때의 호흡은 손가락을 내릴 때에 토하고, 올릴 때에 들이쉰다(의식은 뺨으로 향한다).

가를 방지하여 흰색의 젊은 피부를 만든다. 또, 불안이나 번민은 주름의 원인이 되는데, 이에 의한 신경의 흥분을 억제해 줄 수 있다.

목 마사지의 효과
목이나 턱의 혈액 순환을 좋도록 하고, 신진대사를 왕성하게 한다.

◉ **요가 행법 순서**

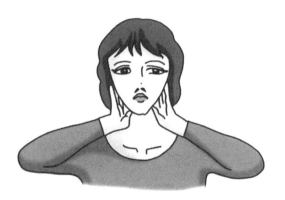

❸ 이번에는 턱을 조금 위로 내밀고 다섯 개의 손가락을 나란히 하여 새끼손가락이 턱 바로 밑으로 들어가도록 한다. 숨을 토하면서 손가락을 윗부분의 뒤쪽으로, 들이쉬면서 손가락을 자기 앞쪽으로 6회 정도 마사지한다(의식은 목 아래로 향한다).

또 갑상선에 자극을 주어 호르몬의 분비를 촉진하고, 젊고 팽팽한 피부를 만들어 낸다.

POINT

● 거울을 앞에 두고 웃는 얼굴로 즐겁게 시작한다.

● 1~3을 1세트로 하고, 아침 화장 전에 3세트 행한다.

● 이 자세는 그 이름과 같이 목의 마사지이다. 요가의 마사지는 호흡과 의식이 동시에 이루어지는 점에서 다른 것과는 다르므로 이 점에 유의하여 주기 바란다.

이중 턱을 없애주는 요가
목 돌리기

나이와 더불어 뺨에 살이 빠져서 풍요로움이 없어져 간다고 느끼게 될 즈음, 이
번에는 턱이 처져서 이중 삼중으로 군살이 거듭 붙게 된다.

◉ 요가 행법 순서

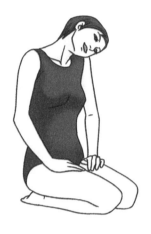

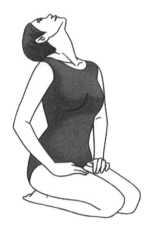

❶ 꿇어앉은 자세로 어깨와 목의 힘을
빼고 머리를 똑바로 세워 준비한다. 우
선 머리를 앞으로 숙이고 천천히 왼편
으로 한 바퀴 돌린다. 이때의 호흡은 최
초로 숨을 토하면서 돌리되, 머리가 뒤
로 갔을 대 숨을 들이쉬면서 앞으로 돌
려서 준비 자세에 들어간다.

❷ 천천히 숨을 들이쉬면서 머리
를 뒤로 젖히고, 천천히 토하면서
준비 자세의 위치로 돌아간다.

턱의 처짐을 없애려면 우선 음식을 잘 씹어 먹고 자주 웃는 것이 좋
다. 이하선, 악하선, 설하선을 강하게 자극하여 젊어지게 하는데 효
과가 있는 타액선호르몬 파로틴의 분비를 촉진한다. 이 호르몬의 분
비는 턱의 뼈를 강화하고, 근육을 조여서 젊어지게 하며, 모양이 좋은 턱이 만들어진다.

목 돌리기의 효과

목을 회전함으로써 목과 얼굴의 근육을 모양 좋게 정비하고 턱의 주름을 없앤다. 또 목 뒤의 근육의 긴장도 풀고 자세도 바로 된다.

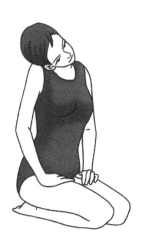

❸ 이번에는 1과 같은 요령으로 머리를 오른편으로 한번 돌린다.

POINT

● 의식은 항상 턱으로 가져간다.

● 호흡은 동작에 맞추어서 배호흡을 크게 한다. 하나의 동작에 1 회의 깊은 호흡으로 한다(들이쉬고 토하는 왕복을 1회로 한다).

● 세트와 세트 사이에 잠깐 쉬면서 3세트로 행한다.

● 이것은 간단한 자세이지만, 「이것으로 턱의 처짐을 없앤다」는

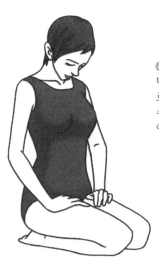

❹ 최후로, 숨을 토하면서 머리를 앞으로 숙이되, 턱이 가슴에 닿을 정도까지 강하게 굽힌다. 이 상태로 있으면서 7초 동안 숨을 정지하고, 천천히 들이쉬면서 머리를 들어 올린다.
이상을 1세트로 한다.

목적을 확실히 정하고 실천하면 효과가 보다 더 크게 된다.

증상별
질병 치료를 하는 요가

● 고혈압을 고치는 요가
완전좌법(시따 · 아사나)

이상적인 혈압은 최고 120 전후, 최저 70전후이다. 이 이상의 혈압이 계속되면 고혈압의 염려가 있다. 고혈압에는 「본태성 고혈압」이라고 하는 선천적인 것과 「기능성 고혈압」이라고 하는 지방, 술, 설탕, 염분, 백미 등의 과다 섭취로 일어나는 두 가지가 있다. 대부분의 고혈압은 본태성으로 원인은 잘 알려지지 않고 있다.

◉ 요가 행법 순서

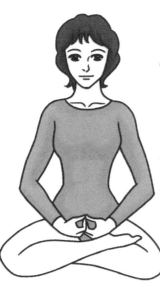

❶ 양발을 앞으로 벌려 무릎을 편 후 왼쪽 발목을 잡고 오른발의 허벅지 밑으로 힘껏 잡아 당긴다.
다음으로 오른쪽 발목을 왼쪽 넓적다리위에 올린다.
이와 같이 다리를 꼬는 방법을 반가부좌라 한다.
어깨, 목, 팔의 힘을 빼고 항문을 바짝 조이며 등뼈를 뻗는다.
복부는 약간으로 내 밀며 몸이 발 위에 올라타는 느낌으로 한다.
손으로 결인하고 의식은 미간에 집중하며 잡념에 잡히지 않도록 하여 자연 가운데 무심의 경지로 들어가도록 노력한다.

고혈압을 요가의 입장에서 본다면 기분이 안달복달하거나 불안한 것에 큰 원인이 있다 한다. 오랫동안 나쁜 자세를 계속하고 특히 흉추 2,6,7,번을 비뚤어지게 해 두면 자율신경을 흥분 상태로 해서 혈압이 높아진다. 또 노여움, 불평, 불만, 질투 등 마음의 비뚤어짐은 모두 혈압을 높이는 원인이 된다.

고혈압인 분들은 〈완전좌법〉을 행할 것을 권장한다. 이것은 요가의 좌선의 하나이다. 흥분된 마음을 진정시키고 혈압을 정상으로 내려준다. 거기에 마음의 흥분에 의하여 비뚤어진 자세를 고치고 골반을 바른 위치에 들어가게 하는 효과도 있다. 완전좌법은 고대 인도의 범어로는 "시따 · 아사나"로 불리고 있다. 시따는 「완전」이라는 의미로 마음을 안정시키는데 가장 적당한 것이므로 매일 행해야 한다.

완전좌법의 효과
자세를 바르게 하므로 등뼈의 비뚤어짐이 바로 잡히고 거기에서 일어나는 자율신경의 실조를 제거한다.

POINT
● 토하는 숨은 길고 느리게 하고, 들이키는 숨은 그 반동에 응해 기분 좋게 배호흡을 한다.

● 좌선의 시간은 약29분, 하루에 두 번 행한다.

저혈압을 고치는 요가
온몸의 자세(사르반가 · 아사나)

저혈압은 최고 100이하의 혈압을 말한다. 원래 저혈압인 사람은 내장이 약하고 「본태성 저혈압」으로 출생 시부터 낮은 사람이 꽤 많다.

요가 의학

저혈압인 사람에게 알맞은 호흡법을 소개하면 다음과 같다.

1. 자세는 서든지 앉든지 자유이나 등의 근육을 똑바로 편다.

2. 들이키는 숨은 7초간 크게 아랫배, 배, 허리, 위 허파의 순으로

◉ 요가 행법 순서

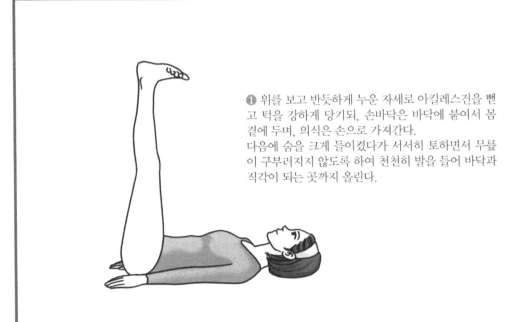

❶ 위를 보고 반듯하게 누운 자세로 아킬레스건을 뻗고 턱을 강하게 당기되, 손바닥은 바닥에 붙여서 몸 곁에 두며, 의식은 손으로 가져간다.
다음에 숨을 크게 들이켰다가 서서히 토하면서 무릎이 구부러지지 않도록 하여 천천히 발을 들어 바닥과 직각이 되는 곳까지 올린다.

코로 들여 마신다.

오른손의 엄지와 인지로 콧구멍을 밀폐하고 턱을 당겨 숨을 정지
한다.

다음에 엄지로 오른쪽 콧구멍만 막고 왼쪽 콧구멍으로 될 수 있는
대로 길게 "씨익"소리를 내듯 완전히 숨을 토한다(14초).

3. 다시 7초 동안 숨을 크게 들이 키고 7초간 숨을 정지한다.

이번에는 엄지를 때고 인지로 왼쪽 콧구멍을 막아 오른쪽 콧구멍
으로 2번의 경우와 같이 숨을 토해버린다.

◉ **요가 행법 순서**

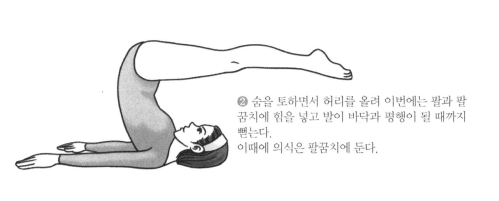

❷ 숨을 토하면서 허리를 올려 이번에는 팔과 팔
꿈치에 힘을 넣고 발이 바닥과 평행이 될 때까지
뻗는다.
이때에 의식은 팔꿈치에 둔다.

초심자는 이 동작을 3번 반복으로 시작하여 8분, 10분 늘여 간다.
이 호흡법에 〈전신의 자세〉를 병용하면 훌륭한 결과를 기대할 수
있다.

온몸 자세의 효과
물구나무 자세를 취하므로 갑상선을 강하게 자극하여 티록신이 라

◉ 요가 행법 순서

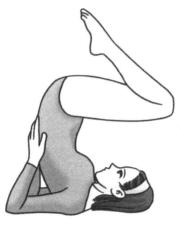

❸ 다음은 양팔로 허리를 받치고 양 무릎을 구부려 발뒤꿈치를 궁둥이에 접근시킨다..
동작과 함께 의식을 팔꿈치, 어깨, 목으로 돌린다.

는 호르몬 분비를 촉진한다. 이에 의해 혈액 순환이 좋아져서 피 속
의 콜레스테롤을 저하시키고 전신에 깨끗한 피를 흐르게 한다.

POINT

● 급성비염, 심장병, 고혈압인 사람은 피하도록 하라.

● 1일 1회로 10분정도 매일 행한다.

◉ **요가 행법 순서**

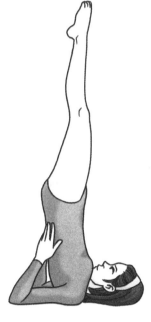

❹ 숨을 토하면서 발을 천정에 밀어 몸 전체가
수직이 될 때까지 천천히 올린다.
몸 전체를 양 어개와 목으로 지탱하면서 발의
엄지는 코와 수직이 되도록 하고, 양발은 나란
히 꼭 붙인다.
양 팔꿈치로 상체를 꽉 잡고 천천히 배호흡을
한다.
1분간 이 자세를 한 다음 역으로 천천히 본 자
세로 되돌아간다.

빈혈을 고치는 요가
삼각형의 자세(포오르보타나 , 아사나)

빈혈인 사람에게 공통되는 증상으로는 안색이 나쁘고, 무기력, 권태감, 동계, 숨가쁨, 귀 울음, 현기증, 부종 등이 있다. 현재 의학으로는 그 원인을 혈액 중의 헤모글로빈과 적혈구의 부족에 두고 있다. 헤모글로빈은 적색의 철 결합 부분과 단백 부분에서 이루어지고 있으므로 철분의 부족이 빈혈에 영향이 된다. 그러나 헤모글로빈의 양도 적혈구의 숫자도 정상인 데도 빈혈 증상을 일으키는 사람도 있다. 그러므로 철분이 나 비타민류의 보급만으로는 빈혈에서 완전 탈출하기는 어렵다.

◉ 요가 행법 순서

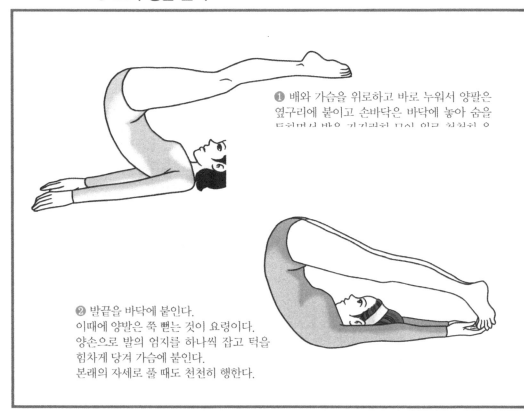

❶ 배와 가슴을 위로하고 바로 누워서 양팔은 옆구리에 붙이고 손바닥은 바닥에 놓아 숨을 들이면서 발을 것이며 이시 아르 천천이 으

❷ 발끝을 바닥에 붙인다.
이때에 양발은 쭉 뻗는 것이 요령이다.
양손으로 발의 엄지를 하나씩 잡고 턱을 힘차게 당겨 가슴에 붙인다.
본래의 자세로 풀 때도 천천히 행한다.

요가 의학

빈혈을 요가의 입장에서 본다면 산소부족과 운동부족에 의해 일어
난다고 할 수 있다. 산소부족의 해소에는〈완전호흡〉이 효과가 있다.
이 호흡법은 "배호흡" "가슴 호흡" "어깨호흡"을 동시에 행하는 것
이므로 체내의 산소와 프라나가 대량 흡입되어서 마음의 평정을 기
른다. 또 운동부족과 자세의 비뚤어짐을 시정 하는 데는〈삼각형의
자세〉로 효과를 올릴 수가 있다. 빈혈의 사람은 헤모글로빈을 만드
는 요소가 되는 철분과 단백질을 섭취하는 것이 중요한 일이다.

삼각형 자세의 효과

빈혈은 흉추 8번, 용혈성빈혈은 요추1번·2번에 이상이 있어서 일
어나는 수가 많으나, 이 자세에 의하여 구부려짐을 고칠 수 있다.

POINT
● 의식은 목의 갑상선으로 가져간다.
● 발을 들어 올릴 때나 내릴 때는 천천히 호흡의 리듬에 맞추어서
행한다.
● 3회를 1세트로 하여 매일 2세트 행한다.

● 위하수에 도움이 되는 요가
물구나무서기의 자세(시르시·아사나)

위하수를 비롯하여 내장 전체가 하수되어 있는 사람은 심신이 모두 약하기 때문에 초기에 고쳐야 할 것이다. 또한 위하수는 요가가 가장 효과가 있는 것 중의 하나이다.

◉ 요가 행법 순서

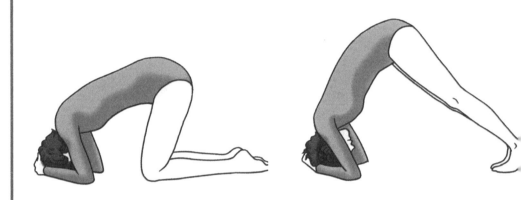

❶ 양손 손가락을 깍지 낀 다음 팔꿈치를 바닥에 고정하고 깍지긴 손과 팔꿈치로 삼각형을 만든다.

❷ 깍지긴 팔 사이에 머리를 넣고 천천히 허리를 들어 올리면서 손앞으로 걷는 것처럼 발을 움직인다.
자기 몸이 "푹" 뜨는 순간 가볍게 무릎을 구부리고 등뼈를 뻗는다.
양발을 나란히 붙이고 몸 전체를 바닥에서 수직이 되므로 똑바로 뻗어 올린다.

요가 의학

〈물구나무서기의 자세〉를 행하면 지금까지 하수 경향의 장기는 거꾸로 되어 혈액 순환이 좋게 된다. 특히 신체는 상부일수록 혈액 순환이 힘들므로 물구나무서는 것은 대뇌의 혈액 순환이 몰라보게 좋아진다.

물구나무서기 자세의 효과

뇌의 혈행을 좋게 하고 간뇌시상 밑 부분에 자극을 주어 젊음을 되찾게 한다. 기타 자율신경 및 체성신경의 강화, 기억력, 집중력의 양성 등 여러 가지의 효과를 발휘하게 된다.

❸ 3분간 조용히 호흡한다.
처음과는 역순으로 천천히 원래 자세로 돌아간다.
발이 바닥에 닿으면 허리를 내리고 오른쪽 주먹 위에 왼쪽 주먹을 얹고 그 위에 머리를 얹은 다음 호흡이 정돈될 때까지 쉰다.
마지막에 바로 눕는 자세로 쉰다.

POINT

● 두 정골 중앙에 의식을 가져간다.

● 이 물구나무서기는 깍지 낀 손과 머리로 단단히 버티는 것이 요령이다. 발을 차서 올리지 않도록 하여 2의 요령이 익혀질 때까지 연습을 하면 잘 될 것이다.

● 고혈압, 심장병, 동맥경화증의 사람들은 위험하기 때문에 피하는 것이 좋다. 초심자는 벽에 다리를 받히는 것도 하나의 방법이다.

● 하루 한번은 반드시 실천하기 바란다. 익숙해지면 물구나무서는 시간을 5분으로 연장한다.

● 위 건강에 도움이 되는 요가
십자의 자세

「위」는 「의」에 통한다고 한다. 즉 모든 건강, 질병의 원인은 「위」에 있는 것이다. 위가 튼튼하면 건강하게 되고, 나쁜 것을 먹으면 병이 든다. 만병은 음식물 섭취 방법이 잘못될 때 여러 가지 질병의 원인이 된다는 것을 가르쳐 주고 있다.

◉ 요가 행법 순서

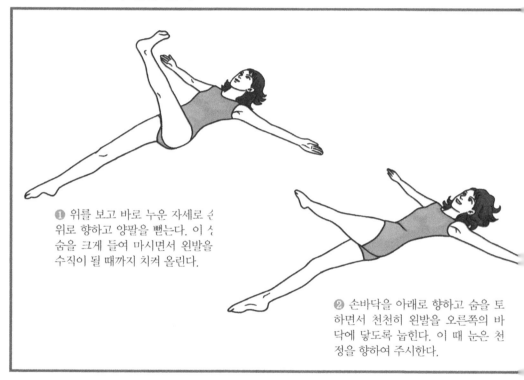

❶ 위를 보고 바로 누운 자세로 손을 위로 향하고 양팔을 뻗는다. 이 손 숨을 크게 들여 마시면서 왼발을 수직이 될 때까지 치켜 올린다.

❷ 손바닥을 아래로 향하고 숨을 토하면서 천천히 왼발을 오른쪽의 바닥에 닿도록 눕힌다. 이 때 눈은 천정을 향하여 주시한다.

요가 의학

위는 요가의 영시 해부학에 말하는 마니뷰라 차크라의 위치에 해당되고, 정을 지배하는 곳이라고 한다. 한번 어떤 일에 접어들려고

할 때 이 차크라가 개발된 사람은 정에 불이 붙은 것처럼 일사불란
하게 전염된다고 한다. 사실 현대 의학에서도 위와 정신(감정)과의
관계를 인정하고 있다.

신경질적인 사람은 반드시라고 해도 좋으리 만큼 위를 해치고 있
다. 질병의 원인은 초조함과 노여움과 번민과 미움과 두려움 등의
좋지 않은 감정이다. 위가
약한 사람은 특히 「마음가
짐」에 유의하며 개선된 식
생활 습관을 가져야 할 것
이다.

십자 자세의 효과

위장과 허리에 자극을 주
어 혈행을 잘 되게 한다.

POINT

● 의식을 위로 가져가서
자연 호흡을 한다.

● 좌우의 자세를 1회씩
반복해서 한 세트로 하고,

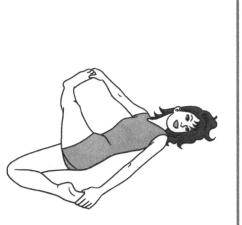

❸ 오른발을 구부리고 발꿈치를 둔부에
접근시켜 왼쪽으로 오른발의 엄지를 세게
잡는다. 다음에 얼굴을 왼쪽으로 돌려 오
른손으로 무릎이 구부러지지 않게 왼발
엄지를 잡아 양팔로 좌우의 발을 세게 잡
아당긴다. 약 20초간 이 완성 자세를 지속
한 후 조용히 원자세로 돌아간다. 반대방
향으로 반복한다.

식사 2시간 전에 2세트를 하면 이상적이다.

● 장과 간 기능에 도움이 되는 요가
배호흡의 자세(스토먹)

장은 음식의 소화 흡수를 취급하고, 간장은 해독 작용과 에너지의 축적 작용을
한다. 각각 중요한 장기이다.

◉ 요가 행법 순서

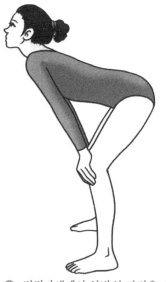

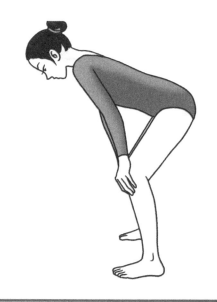

❷ 다음으로 머리를 아래로 굽히고 아랫배를
서서히 조아 붙이면서 숨을 토해 낸다. 이때
에 의식은 배 전체로 가져가서 숨은 될 수 있
는 대로 천천히, 배에 끼어 있는 사기를 몰아
내는 기분으로 토해 낸다.

❶ 직립자세에서 양발의 간격을 어깨 폭
보다 약간 넓게 취한다. 무릎 위에 양팔
을 짚고 턱을 앞으로 내밀고 숨을 들이켜
폐의 하부에 공기를 채우면 배가 불룩 튀
어나오는 모양이 되는데, 이 자세로 버틴
다.

요가 의학

　　장과 간장을 튼튼하게 하기 위해서는 정신적으로 안정되지 않으

면 안 된다. 정신에 안락을 주기 위해서는 이러한 장기를 튼튼히

해 두어야 한다. 장을 튼튼히 하기를 원하는 사람에게는 무엇보다 「현미식」이 좋은 효과를 나타낼 수 있다. 현미의 정장 작용은 생야채와 비교가 안 된다. 특히 변비 경향의 사람은 가장 적절한 식품이다.

배호흡의 자세의 효과

장내의 잔류물을 배설해버리고 여러 병의 원흉이 되는 고변이나 숙변을 배출하는 효과가 있다. 동시에 간장을 강화하고 해로운 물질을 해독하는 작용을 높인다.

POINT

- 숨을 토해버린 아랫배가 완전히 꺼져서 될 수 있으면 배와 등의 간격이 10cm 정도가 되면 최고이다.
- 익숙해지면 토해버린 후 10초 정도 숨을 정지한다.
- 5회 연속하고 반복하고 매일 1세트를 공복 시에 행하면 더욱 효과가 증가한다.
- 임신 또는 생리 중의 여성은 자극이 세기 때문에 하도록 한다.

건강한 심장운동을 만드는 요가
기의 자세(프라나, 아사나)

심장은 혈액을 온 몸에 내 보내려고 한평생 한 순간도 쉬지 않고 움직이는 기관이다. 실은 옛날부터 완전한 건강체로서 100세 넘도록 불로장수한 이들은 거의 모두 강한 심장의 소유자들이었다. 그러나 현대에는 식생활이나 정신생활의 스트레스가 쌓여서 여러 가지의 심장병을 불러일으키고 있다. 지금 구미에서는 이 심장병이 사망률의 최고이고, 우리나라에서도 상당히 높다.

◉ 요가 행법 순서

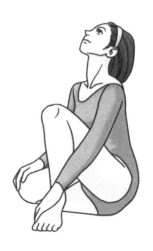

❷ 1의 자세에서 숨을 크게 들이켜 프라나를 빨아들인다.
호흡을 중지하면서 목을 뒤쪽으로 리드미컬하게 눕히면서 숨을 토함과 동시에 복과 어깨의 힘을 한꺼번에 뺀다.

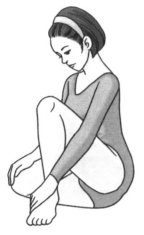

❶ 보통은 바닥 위에 앉아서 오른발을 왼쪽 허벅지에 붙인다.
왼다리는 접어서 발꿈치를 둔부 가까이에 둔다.
다음에 왼 겨드랑 밑에 왼 무릎을 붙여서 왼 발등을 잡는다. 오른손을 오른 무릎 위에 얹고 허리를 똑바로 세운다.

요가 의학

심장이란, 문자 그대로 「마음의 기관」으로서 심장의 활동은 마음에 관계하고 있다. 마음에 불안, 노여움, 걱정, 두려움, 미움 등의 좋지 않은 감정이 일어나면 곧 심장에 영향이 간다. 흥분되었을 때나 연인과 함께 있을 때에는 가슴이 두근거린다. 이와 같이 심장은 우리들의 마음의 동요와 함께 기묘한 반응을 보여준다.

다음과 같은 심장 강화법은 같이 병행하도록 한다.

1. 과식하지 않는다.

2. 비타민 E가 많은 밀이나 쌀눈을 섭취한다.

3. 마음의 여유를 찾는다.

기의 자세의 효과

심장신경총은 목과 흉추 1번, 2번에 관계되어 불안이나 안절부절함이 목과 어깨를 경화시키는 것이므로 이러한 이상을 제거한다.

POINT

● 의식을 목 뒤로 돌린다.

● 숨을 토해 낼 때는 완전히 힘을 뽑고 느슨한 상태에서 행한다.

● 하루 1회 행하면 충분한 효과를 얻게 된다.

동맥경화 예방에 탁월한 요가
대회전의 자세(무시우티바다하투아, 아사나)

동맥경화증, 심근경색, 중풍 등의 질병은 예부터 제왕 병이라 해왔다. 동물성 단백질, 동물성 지방, 설탕을 대량으로 섭취하면 피에 콜레스테롤이 증가하고 이것이 혈관 벽에 붙어서 중요한 동맥을 뭉크러지게 노화시켜 앞서 말한 질병을 불러일으킨다.

◉ 요가 행법 순서

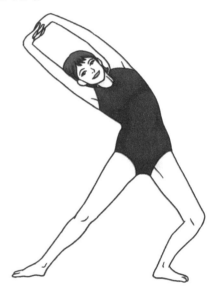

❷ 양팔을 머리 위로 치켜 올리고 허리를 중심으로 크게 왼쪽으로 돌리기 세 번, 오른쪽으로 돌리기 세 번씩 숨을 토하면서 회전시킨다.

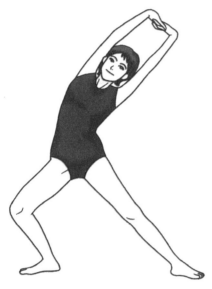

❶ 발을 어깨 폭보다 넓게 펴고 선다. 다음은 양손을 깍지 끼고 앞으로 뻗는다.

요가 의학

동맥경화를 예방하기 위해 무엇보다 식습관이 중요하다. 비타민 섭취를 충분히 하고 동물성 지방이나 설탕, 술 등 콜레스테롤이 많은 것을 피한다. 지방류 섭취는 식물성에서 많이 취하도록 한다.

대회전 자세의 효과

전신의 혈액 순환을 좋게 하고 간장을 자극시켜 이뇨의 배설 작용을 높인다. 따라서 혈압을 내리고 비만을 없애며, 등줄기가 뻗어나기 때문에 자율신경이 조절된다. 특히 이 자세는 전신의 근육이 부드럽게 되며, 따라서 동맥을 형성하는 근육을 부드럽게 한다.

POINT

● 의식은 배꼽 아래 3cm의 단전 즉 요추 3번에 두고, 이것을 중심으로 회전한다.

● 회전할 경우 양 발목은 힘을 주어 상체를 튼튼히 지탱하고 있지 않으면 안 된다. 이렇게 하여 발목과 다리가 강화되고 전신의 혈액 순환이 잘되어 체내의 요산을 감소시킨다.

● 1회전에 요하는 시간은 10초가량으로 하루 3세트 해 주기 바란다.

천식을 고치는 요가
가슴열기의 자세(둘다, 아사나)

천식에는 기관지천식과 심장천식, 그리고 아이들이 걸리는 소아천식의 3종류가 있다. 천식은「헐떡이는 숨」으로 숨쉬기가 대단히 고통스러운 것이다. 원인은 아직 분명하지 않으나 항원 항체 반응의 일종인 알레르기 반응에 의한 것이다.

◉ 요가 행법 순서

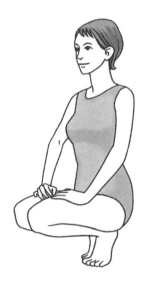

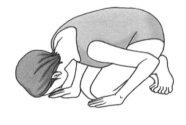

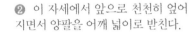

❶ 발끝서기로 앉아서 발꿈치를 궁둥이에 붙인다.

❷ 이 자세에서 앞으로 천천히 엎어지면서 양팔을 어깨 넓이로 받친다.

요가 의학

천식에 걸리는 사람은 모두 알레르기 체질로서 보통은 생각할 수
없는 것이 원인이 되어 발작을 일으킨다. 예컨대 모포의 털, 꽃가루,
어떤 특정의 음식물에 의해 알레르기 반응이 일어난다. 또 급격한
온도 변화나 기압의 변화에도 일어난다. 천식은 부교감신경이 지배

◉ 요가 행법 순서

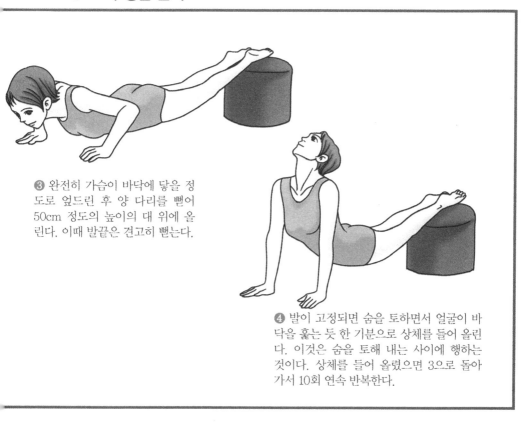

❸ 완전히 가슴이 바닥에 닿을 정
도로 엎드린 후 양 다리를 뻗어
50cm 정도의 높이의 대 위에 올
린다. 이때 발끝은 견고히 뻗는다.

❹ 발이 고정되면 숨을 토하면서 얼굴이 바
닥을 훑는 듯 한 기분으로 상체를 들어 올린
다. 이것은 숨을 토해 내는 사이에 행하는
것이다. 상체를 들어 올렸으면 3으로 돌아
가서 10회 연속 반복한다.

하는 수면 중에 일어나므로 대개의 천식 치료제는 교감신경을 흥분시키도록 되어 있다. 그러므로 부작용으로 동공 확대, 심계 항진, 혈압 상승, 식욕 저하를 심하게 초래하고 있다.

약에 의존하기 보다는 요가의 행법으로 기관지를 넓히고 냉수마찰로 몸을 단련하는 것이 천식에서 해방되는 지름길이다.

가슴열기 자세의 효과

가슴을 연다는 말이 뜻하는 그대로 등뼈의 비뚤어짐을 바루고, 특히 흉추와 경추의 변화를 교정하는 자세이다. 교감신경과 부교감신경과의 조정도 잡히고 기관지염을 무리 없이 넓힌다.

냉증을 고치는 요가
종달새의 자세(차타카, 아사나)

여성은 신체 구조상 아무래도 냉증에 걸리기 쉽다. 특히 허리에서 하체가 냉해지는 경우가 많은 것 같다. 이 병은 남녀가 같이 발생하지만 피하지방이 많은 여성의 60%가 냉증 이라는 데는 놀라운 일이다.

요가 의학

냉증은 피부에 느끼는 「한냉감」에 따라 전신성과 국소성으로 분류된다. 전신의 냉증은 급성 중독의 겨우나 질병의 말기로 생명이 위험할 때 많고 대부분의 냉증은 국소적이다. 보통 사람은 머리가 차고 발이 덥지만 냉증의 사람은 때때로 머리가 덥고 발이 차게 된다.

냉증의 원인은 정신 장애나 또 다른 호르몬의 실조, 자율 신경의 실조에 의한 국소의 빈혈, 신경통이나 심장병, 부인병 등으로 신경을 해쳐서 신경염을 일으키고 있을 경우, 심장, 간장, 혈관 등의 순환기계의 고장이나 부조가 원인이 되어 일어나는 체온 저하 등으로 각양각색이다.

특히 여성에게 많은 이유는 엉덩이나 허리의 피하지방에 있다. 여성은 남성보다 피하지방이 많이 「보온보냉」의 작용이 있다. 여서의 하반신이 개방적인 것도 이 영향이다. 이상과 같이 원인은 많고 복잡하지만 이러한 원인을 하나하나 제거해 간다면 치료될 수 있다. 특히 평소의 운동 부족과 산성 식품의 과다 섭취는 냉증을 조장하는 것이므로 주의한다.

종달새 자세의 효과

발과 허리에 자극을 준다. 안정 자세는 특히 요추 5번을 자극하고, 하복부의 혈행을 좋게 한다. 자궁이나 난소의 기능을 높이고 자율신경을 조정한다.

◉ 요가 행법 순서

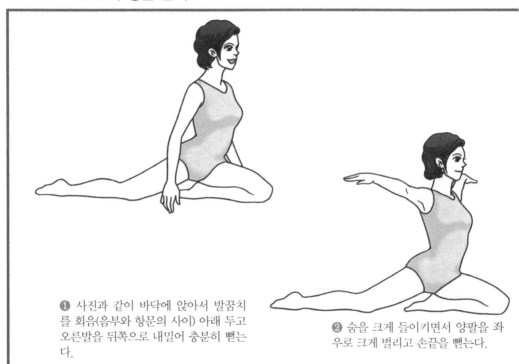

❶ 사진과 같이 바닥에 앉아서 발꿈치를 회음(음부와 항문의 사이) 아래 두고 오른발을 뒤쪽으로 내밀어 충분히 뻗는다.

❷ 숨을 크게 들이키면서 양팔을 좌우로 크게 벌리고 손끝을 뻗는다.

POINT

● 의식은 하복부에 집중한다.

● 부인병일 때는 다음의 곳에 의식을 두면 좋다. 난소나 자궁의 병일 때는 요추 1~3번에, 난관의 병일 때는 요추 5번에 의식을 집중한다. 난소의 병일 경우는 오른발을 접을 때 발꿈치를 회음에 붙이고 둔부의 관골에 자극을 주며 하복부에 힘을 주어 행한다. 난관의 병일 경우에는 완성된 자세에서 급격히 뒤로 젖히고 요추 5번에 자극이 가도록 젖힌 상태로 천정을 바라본다.

● 3회 1세트로 2세트 반복한다.

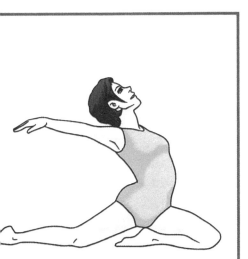

❸ 얼굴을 들고 가슴을 뒤로 젖힌다. 천정을 바라보는 자세로 5초간 숨을 정지한 후 조용히 본 자세로 돌아간다.

● 류머티즘에 도움이 되는 요가
비행의 자세(야노띠야, 아사나)

류머티즘은 신경통과 같이 아픈 병이다. 신경통과 다른 점은 통증이 전신에 이 동하는 것이다. 관절뿐만 아니라 근육도 아플 경우가 있다.

◉ 요가 행법 순서

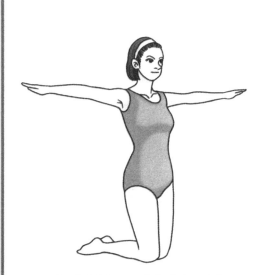

❶ 기본자세는 사진과 같이 무릎을 꿇 고 서서 양팔을 들고 어깻죽지 밑에 힘 을 준다.

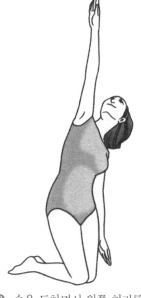

❷ 숨을 토하면서 왼쪽 허리를 굽 히고 숨을 들이 쉬면서 일어난다. 좌우로 번갈아 3회씩 반복한 후 원 자세로 되돌아간다.

요가 의학

류머티즘의 원인은 주로 산성 식품 과다에 의해 무기수산이 조성 합성하여 수산석회로 되어 근육에 부착해서 통증을 나타낸다. 이의 예방으로서는 무기수산을 유기수산으로 변화시키는 생야채를 많이 섭취한다.

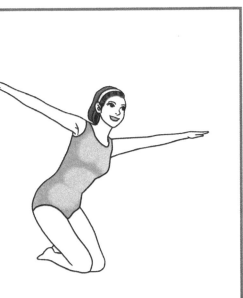

❸ 하복부에 힘을 넣어 숨을 내뿜으면서 골반을 좌회전, 우회전으로 각 10회 크게 행한다.

비행 자세의 효과

이 자세는 전신의 혈액을 증가시키고 자율신경의 조화를 이루어 그것이 류머티즘의 아픔을 없앤다.

◉ 요가 행법 순서

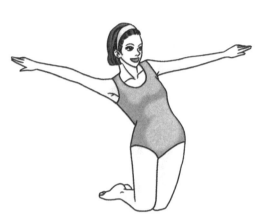

❹ 하복부에 힘을 넣어 숨을 내뿜으면
서 골반을 좌회전, 우회전으로 각 10회
크게 행한다.

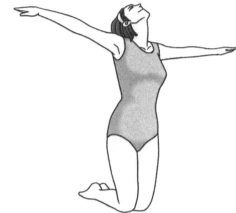

❺ 기본자세에서 머리에 의식을 두고,
게 숨을 들이키면서 목을 뒤로 젖힌다.
을 중단하고 30초 정지했다가 숨을 니
으면서 원자세로 돌아간다. 이것을 2
행한다.

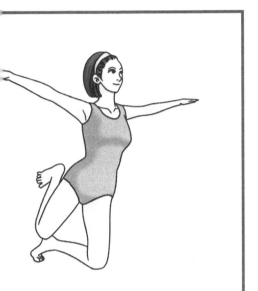

● 완성 자세에는 무릎에 의식을 둔다.

● 초심자는 사진 6의 균형을 잡기 힘들 것이나 그 모양에 가깝게 접근하는 것으로도 효과가 있다.

❻ 기본자세에서 사진과 같이 왼발의 발꿈치 위에 오른발의 무릎을 얹어서 완성 자세가 된다. 숨을 정지하고 이 자세를 30초 지속하다가 원자세로 돌아간다. 3회 반복한다.

● 두통에 도움이 되는 요가
연의 물구나무서기의 자세(우르드하-파드마, 아사나)

두통은 일의 능률을 저하시키며 고통이 동반되어 삶의 활력소를 잃기 쉽다. 연의 물구나무서기 등의 자세는 이러한 두통에 도움이 된다.

◉ 요가 행법 순서

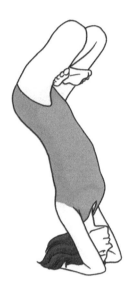

❶ 손으로 깍지 끼고 그 속에 머리를 넣어 머리와 팔꿈치가 3각형이 되도록 버티면서 손으로 머리를 단단히 잡아 고정시킨다. 천천히 양발을 들어 올려서 몸 전체를 똑바로 뻗은 다음 조용히 호흡한다. 균형이 잡힌 곳에서 물구나무선 채 발을 결과부좌로 꼰다. 내릴 때는 결과부좌를 풀고 천천히 발을 바닥에 내린다.
결과부좌의 조작법이란? 거꾸로 선 채 양발을 좌우로 충분히 벌려서 오른쪽 발을 왼쪽 넓적다리에 붙인다. 다음으로 왼쪽 발을 오른쪽 넓적다리 위에 얹어서 양발을 교차시킨다. 풀 때도 역시 한쪽 발부터 풀어간다.

요가 의학

머리의 한쪽이 무겁다거나 주기적으로 통증이 온다. 심할 경우는 구토증이 일어나거나, 눈이 아프거나, 귀에 소리가 울릴 때도 있다. 이러한 편두통도 일어나는 장소에 따라 원인이 달라진다.

연의 물구나무서기의 효과

이 자세는 체위가 평상시와 완전히 거꾸로 되기 때문에 머리 쪽에도 피가 충분히 보급되어 간뇌의 활동이 현저히 향상된다. 두통은 물론 각종 질병에도 효과가 있다.

POINT

● 의식은 머리에 가지고 가며, 크고 깊게 호흡을 반복한다.

● 물구나무서기는 내려올 때가 가장 중요한 것이므로 결코 급히 서둘러서는 안 된다. 배의 근육에 힘을 넣고 천천히 발을 내린다.

● 물구나무서기가 끝났으면 반드시 몇 분 동안은 엎드린 채 조용히 호흡을 정리한다.

● 초심자는 결코 무리하지 말고 물구나무 선 시간은 서서히 연장한다. 또 한 발을 뻗은 채 물구나무서는 것도 효과는 충분하다.

● 고혈압, 동맥경화, 심장병인 사람은 금한다. 빈혈이나 저혈압인 사람은 다시간만 행한다.

● 어깨 결림에 도움이 되는 요가
다리자세Ⅱ(도비고나, 아사나)

어깨 결림은 주로 40~50대에 일어난다고 해서 흔히 40어깨, 50어깨라고 부른다. 그러나 산성 과다의 식생활을 하고 있으면 연령에 상관없이 어깨 결림으로 고통을 받게 된다. 따라서 매일의 식생활에 유의해야 할 것이다.

◉ 요가 행법 순서

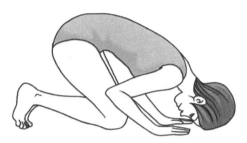

❶ 사진과 같이 양 무릎, 양손, 이마의 순으로 조용히 바닥에 고정한다.

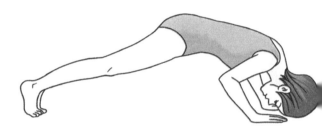

❷ 양발을 뒤로 뻗어 발끝을 바닥에 붙여서 아킬레스건을 뻗는다. 양손과 이마와 발가락 끝으로 몸을 지탱하도록 한다.

요가 의학

어깨 결림은 목 근육의 양쪽이나 겨드랑이 아래 관절의 안쪽에 있는 임파절에 임파액이 고여서 임파관이 위축되거나, 어깨 주위의 혈액 환경 악화, 혈액오염 등의 여러 종류의 원인으로 일어난다.

어깨 결림은 역시 운동 부족, 자세, 호흡 방법이 큰 원인이므로 바른 요가 행법으로 마음가짐을 훈련해야 한다. 밀이나 쌀의 눈, 쌀겨, 간장, 콩기름, 대부분의 과일, 차 등에 이러한 영양소가 포함되어 있으므로 많이 섭취하는 것이 좋다.

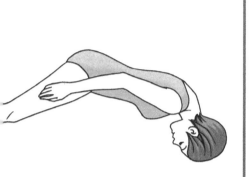

) 그 자세에서 천천히 양손을 바닥에서 떼서 옆구
]에 고정하고 자연호흡을 행한다. 다음에 양 어깨
를 동시에 앞으로 10회, 뒤로 10회 기울인다. 앞으
로 기울일 경우는 앞으로 쏠릴 때 숨을 토하고, 뒤
로 기울일 경우에는 자기 앞으로 당길 때 숨을 토
]다. 호흡의 리듬을 맞춘다.
] 후 잠시 2의 자세로 쉰다.
]시 3의 자세로 목을 양 어깨에 당겨 붙인 상태에
] 숨을 내쉬면서 어깨를 앞으로 쓰러뜨리는 것처
] 한다. 앞으로 기울이기를 10회 정도 연속적으로
]한다. 끝으로 천천히 바로 눕는 자세로 돌아가서
]다.

다리 자세 II의 효과

어깨뼈를 바른 위치에 돌려서 근육의 위축 경화를 제거하고 혈액의 순환을 좋게 한다. 또 목으로 상체를 지탱하는 것이므로 경추 뼈를 강화하고 목 근육의 굳음과 결림을 치유한다.

POINT

● 양 어깨에 전 혈액이 모여들어 따뜻하게 된 상태를 생각한다.

● 목뼈를 다친 증세가 있는 이들은 금한다.

변비를 없애주는 요가
아아치의 자세(차크라, 아사나)

변비는 피로, 식욕부진, 초조함, 운동 능력 저하 등 육체적으로 많은 피해를 가지고 온다. 또한 장에서 나는 독소가 전신을 돌기 때문에 모든 질병의 근원이 된다. 조기치료를 하지 않으면 위험한 변비, 다음과 같은 요가로 치료해본다.

요가 의학

생명은 언제나 신진대사를 행하여 새 것을 취하고 낡은 것을 배설

◉ 요가 행법 순서

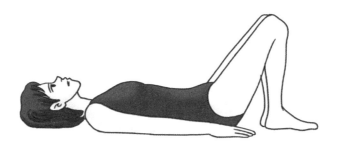

❶ 바로 누운 자세에서 양 무릎을 접어 발꿈치가 둔부에 닿게 한다. 손바닥은 바닥에 붙인다..

하는 일을 반복하면서 살아가고 있다. 이 신진대사의 회전이 어느 한 곳에서 정지하면 당연히 전체가 정지되어, 변비와 같이 식물을 섭취하여도 배설이 안 되어서 몸에 매우 해가 되고 위험한 것이다.

변비의 특효약으로서 「현미」를 들 수 있다. 현미는 장의 운동을 왕성하게 하고 통변을 조절한다. 육류나 설탕을 피하고 신선한 채소를 많이 섭취하는 것부터 시작하여야 한다. 음식 영양을 토대로 하여 요가의 자세를 행하면 완전하다.

◉ 요가 행법 순서

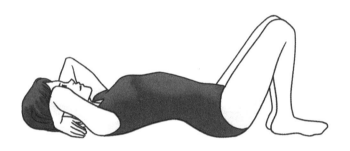

❷ 양손을 어깨 넘어 머리 쪽에 붙여서 바닥을 짚고 배로 충분히 숨을 들여 쉬고 숨을 정지한 후, 의식은 다음 동작에 대비하여 엄지발가락으로 이동한다.

아치 자세의 효과

상행결장, 하행결장, S상결장, 회장, 직장을 강화 자극하여 배설 기능을 촉진한다.

배의 군살을 빼고 체중의 감량에도 도움이 된다. 아름다운 몸매의 균형을 갖출 수 있다.

◉ 요가 행법 순서

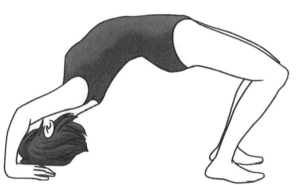

❸ 숨을 내쉬면서 양손과 양발을 받쳐서 가슴과 허리를 천천히 올린다.

POINT

● 완성 자세에 가까워짐에 따라 의식을 서서히 골반 쪽으로 돌린
다.

● 초심자는 사진 3까지도 좋다.

● 기상 후 곧 3회를 2세트 ' 행한다.

◉ 요가 행법 순서

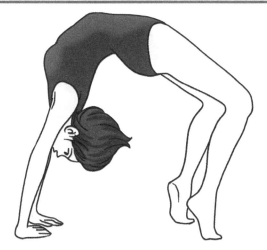

❹ 손과 발을 서로 접근 하듯이 해서 발꿈치를 들어 올려 가
슴을 마음껏 뒤로 젖히고 얼굴은 바닥을 보는 것처럼 한다.
숨은 내쉬기로 계속하면서 완성 자세로 간다. 자연 호흡을
행하면서 30~60초 지속한다. 고통스러우면 조용히 원자세
로 돌아간다.

● 치질고통에 도움이 되는 요가
토끼의 자세(쇼시온가, 아사나)

한문으로 치질의 "痔"자 풀이는 「절의 병」이 된다. 그래서 속담에는 절에 들어가서 치료에 전념하지 않으면 안 될 정도로 난치의 병이라고 한다.

◉ 요가 행법 순서

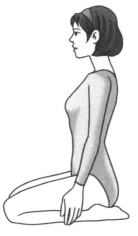

❶ 꿇어앉은 자세에서 양 발꿈치를 손으로 잡는다.

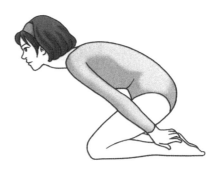

❷ 숨을 크게 내쉬면서 윗몸을 앞으로 눕힌다.

요가 의학

치질은 항문 주위의 정맥피가 쌓여서 정체되므로 일어나는 것인

데, 항문 부근의 피의 흐름을 왕성하게 하여 주지 않으면 안 된다. 또한 혈액을 오염되지 않게 하는 것이다. 치료로서는 요가의 자세에 첨가해서 싱싱한 채소, 과일, 해초 등의 알칼리서 식품이나 비타민을 많이 먹는다. 동물성 지방과 흰 설탕은 피한다.

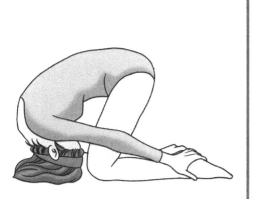

❸ 머리 중앙을 바닥에 붙이고 (15초간 이 자세를 유지하여 조용히 호흡을 한다.) 천천히 숨을 들이키면서 원자세로 돌아간다.

토끼자세의 효과

치질이 있는 사람은 요추2번과 4번이 비뚤어져 옆에서 보면 둔부가 앞뒤로 굳어 있다. 이 자세로서 수정하고 항분 주변에 고인 피를 제거한다.

POINT

● 의식은 치질 뜸의 POINT가 되는 머리 중앙에 가져간다.

● 이 자세는 머리를 될 수 있는 데 까지 무릎에 꽉 붙게 하여 허리를 드는

것처럼 하면 효과가 더욱 커진다.

● 3회 연속 1세트로 해서 하루 한 세트는 반드시 행한다.

● 신장병에 도움이 되는 요가
배터의 자세(살브하, 아사나)

소변을 보면 그 날의 건강 상태를 알게 된다고 할 만큼 소변을 생성하는 신장은 몸의 건강에 대단히 중요한 장기이다. 신장의 주된 역할은 몸 안에서 대사된 나머지 물질이나 수분을 소변으로 몸 밖에 배설하는 데 있다. 그러므로 신장의 장애는 소변에 많이 나타난다.

◉ 요가 행법 순서

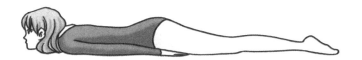

❶ 턱을 바닥에 붙이고 엎드린 자세로 눕는다. 양손은 허벅지 밑으로 뻗고 손바닥을 아래로 향해서 주먹을 쥔다.

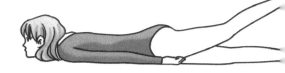

❷ 천천히 숨을 들여 마시면서 오른발을 채 될 수 있는 대로 높이 쳐든다. 숨을 들신 채 숨을 정지한다. 다음은 숨을 토하면을 내린다. 발을 바꾸어도 왼발도 같은 방로 행하면서 발을 내리고 잠시 쉰다.

요가 의학

소변이 흐리거나 피오줌이 나오든지 할 경우에는 신장은 이상 장해를 일으키고 있다고 생각할 수 있다.

배터 자세의 효과

이 자세는 배를 바닥에 붙이고 양다리를 들어 올리므로 신장과 방광에 자극을 주어 이들 장기를 강화한다. 신장병이나 잦은 변 등에 효과적이다. 또한 등의 근육을 죄고, 척추 내의 혈액 순환을 좋게 한다. 더욱이 신경의 활동을 조정하고 정상화시키는 역할도 되는 요가 자세의 하나이다.

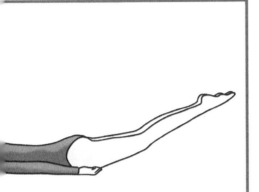

❸ 이번에는 양발을 한꺼번에 높이 올린다. 이 요령은 깊이 숨을 들여 마신 다음 정지하고 온몸을 뻣뻣하게 하여 단숨에 탄력을 주어 하반신을 올리는 것이다. 전신의 무게를 턱과 가슴과 주먹의 3점으로 지탱한다. 고통스러워지면 천천히 원자세로 되돌아가 바른 자세로 휴식한다.

POINT

● 의식은 항문, 양다리, 안쪽 넓적다리에 집중한다.

● 팔의 힘에서 등뼈를 뒤로 젖히는 쪽에 힘을 넣는다.

● 숨을 정지하는 시간은 서서히 연장해 가도록 한다. 처음부터 무리를 하지 않는다.

● 5회 반복한다.

무좀에 도움이 되는 요가
아름다운 살갗의 자세

대도시의 재벌 기업을 중심으로 지병을 조사해 보면 놀랍게도 무좀이 가장 많다. 무좀은 완치가 어려운 질병이므로 지병의 최다수가 된 것은 당연한 일인지도 모른다.

◉ 요가 행법 순서

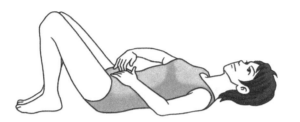

❶ 위를 보고 누운 자세로 온몸의 힘을 빼고 양손을 마찰해서 전기를 높인다. 다음 양 손끝으로 선(腺) 번의 양쪽을 숨을 토하면서 누른다.

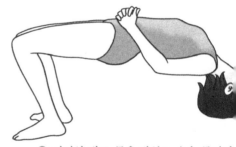

❷ 머리와 발로 몸을 받치고 숨을 들이켜 를 들어올린다.

요가 의학

무좀은 접촉 감염(침구나 피부, 부착물)에 의해 사상균이 일으키는

128

질병으로 양말에 부착한 채 수개월간 살고 있다.

 근본적으로는 식사 요법과 청결한 의복과 피부를 유지하는 것이 가장 좋은 방법이다. 피부는 본래 산성이지만 땀을 흘림으로써 알칼리성이 되므로 매일 목욕하고 내의와 양말은 항상 청결한 것을 착용할 것이다.

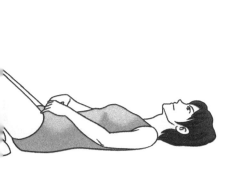

❸ 숨을 세게 한번 토하고 흉추 11번을 바닥에 내려치듯이 떨어뜨린다.

POINT

● 흉추 11번 아래에 방석 2장을 접어두면 자극이 심해 효과도 커진다.

● 상체를 들어 올릴 때에는 마음껏 숨을 들이켰다가 떨어뜨릴 때 숨을 다 털어 내듯 토해버리도록 한다.

● 아침 기상과 함께 7회 반복한다.

● 목을 다친 상태에서는 금한다.

● 근시, 노안에 도움이 되는 요가
라이온의 자세(심하, 아사나)

근시는 누의 모양체가 수정체의 두께를 변화시킬 수 없어서 가까운 거리에 초점이 합쳐 져버린 경우이고, 원시는 나이가 든 관계로 근시와 반대 현상으로 일어나는 경우라고 말할 수 있다. 특히 근시는 유전적이라기보다 후천적인 수가 많고 잘못된 식생활과 자세에 주된 원인이 있다.

◉ 요가 행법 순서

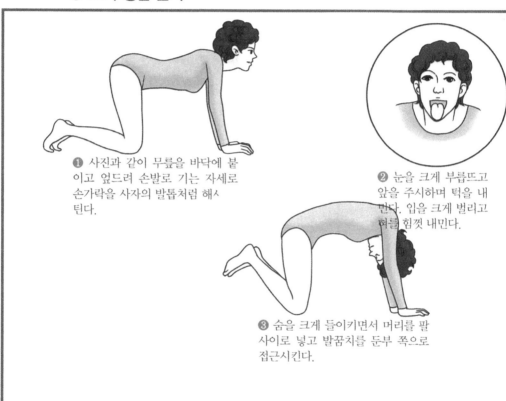

❶ 사진과 같이 무릎을 바닥에 붙이고 엎드려 손발로 기는 자세로 손가락을 사자의 발톱처럼 해서 튼다.

❷ 눈을 크게 부릅뜨고 앞을 주시하며 턱을 내민다. 입을 크게 벌리고 혀를 힘껏 내민다.

❸ 숨을 크게 들이키면서 머리를 팔 사이로 넣고 발꿈치를 둔부 쪽으로 접근시킨다.

요가 의학

라이온의 자세는 요가 중에서도 대표적인 자세로 거울을 보면서 눈을 크게 뜨고 실시함으로써 눈의 신경이나 근육을 자극하여 근시, 노안에 효과가 있다. 그 외에 사자처럼 입을 크게 벌리고 혀를 내밀어 혀뿌리가 당겨지기 때문에 타액선 호르몬의 분비를 좋게 한다.

라이온 자세의 효과

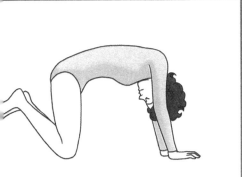

❹ 다음 "웨-" 하고 소리를 낸다. 역순으로 본 자세로 돌아가신다.

시신경을 자극해서 망막, 강막, 맥락막에 혈액을 보내고 모양체, 수정체의 활동을 정상화 한다. 더욱이 네 손발로 기는 자세가 되었을 때는 척추를 강하게 자극하고, 목을 들어 올리므로 경추 3번에 고인 피를 제거할 수 있다.

POINT
● 의식은 양 눈에 가져 간다.
● 1세트에 3회 반복하고 될 수 있으면 아침과 낮에 1세트씩 행한다.

● 눈의 피로해소에 도움이 되는 요가
눈의 훈련법

눈의 피로는 비타민 부족과 혈액의 산성화가 원인이 된다고 할 것이다. 또 몇 시간 동안 책상에 앉아서만 하는 일이나 조금 어두운 데서 사소한 일을 계속하면 눈은 빨리 피곤해진다.

요가 의학

요가에 의한 눈의 훈련법은 안구를 심하게 움직여서 시신경을 활발하게 하는 것으로 피로를 없앤다. 눈을 좋게 하고 피로를 위해서

◉ 요가 행법 순서

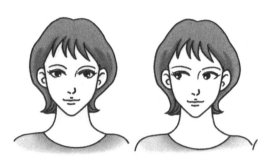

❶ 1. 안구를 중앙에 두고 정지한다.
2. 그 위치에서 양쪽의 안구를 오른쪽으로 크게 움직인다. 오른쪽으로 보는데 6초간.

는 각종의 비타민 종류를 풍부하고 균형 있게 취할 일이다. 눈동자의 피로에는 비타민 A, D, B1과 칼슘이 필요하다.

눈 훈련법의 효과

이 훈련은 안구를 상하 좌우로 강하게 잡아당기므로 안근의 쳐짐을 고치고 안구에의 피 흐름을 촉진한다.

◉ 요가 행법 순서

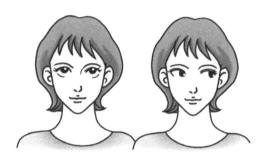

❷ 3. 원래의 1로 되돌려 2초간 있다가 천정으로
  움직여 6초간 정지.
4. 중앙으로 되돌려 2초간 있다가 왼쪽으로 크게
  움직여 6초간 정지.

● 각 동작에서 눈을 깜박이지 말고 한 점을 응시한다. 호흡은 한 점에서 정지하는 순간에 들이켜 쉬고, 정지하면 시신경을 보다 더 활성화 한다.

● 아침, 낮, 밤으로 각 1회씩 행하는 것이 이상적이다.

◉ 요가 행법 순서

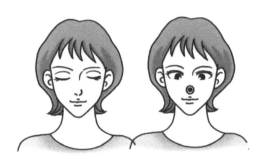

❸　5. 중앙으로 되돌려 아래로 움직여 6초간 정지.
6. 중앙으로 되돌려 왼쪽에서 오른쪽으로 크게 우회
전한다. 우회전이 끝나면 오른쪽에서 왼쪽으로 좌회
전 한다. 좌우 교대로 6회 행한다.

◉ 요가 행법 순서

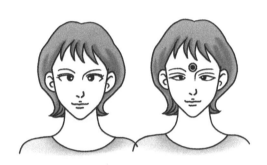

❹ 7. 중앙으로 되돌려 2초 지나면 양눈을 미간으로 향해 6초간 한 곳을 주시한다.

8. 중앙으로 되돌려 이번에는 눈꼬리 끝을 좌, 우, 좌, 우로 각각 1초간 주시하고 강하게 움직인다. 좌우 합하여 20회 행한다.

9. 중앙으로 되돌려 8과 같이 상, 하, 상, 하를 1초간 주시하고 합하여 20회 행한다.

10. 중앙으로 되돌려 양눈을 한 곳으로 모으고 6초간 코끝을 주시한다.

11. 중앙으로 되돌려 양눈을 코의 윗부분으로 세게 붙이는 것처럼 하여 6초간 정지.

12. 중앙으로 되돌려 육안으로 볼 수 없는 것도 보이는, 「제 3의 눈」이라고 하는 아지나, 차크라(미간의 중앙)로 안구를 향해 6초간 정지. 여기에 있는 차크라를 개발하면 예언, 미래의 투시가 가능해진다고 한다.

●충치예방에 도움이 되는 요가
치근 강화법(야누비다, 아사나 Ⅲ)

견고한 에나멜질과 상아질로 되어 있는 이빨이 왜 충치에 걸리는 것일까. 이것 역시 설탕의 과다 섭취 때문이다. 설탕 왕국 쿠바에서는 국민의 대부분이 충치를 비롯한 당뇨병, 심장병, 위장병으로 설탕 피해를 받고 있다.

◉ 요가 행법 순서

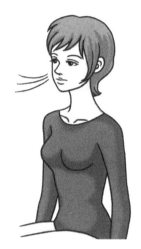

❶ 윗니와 아랫니를 세게 물어 합친다. 숨을 정지한 채 5~6초간 유지하고, 숨을 토하면서 힘을 뺀다. 이것을 몇 차례 반복하고 잇몸의 압박(엄지와 인지로 누른다)을 가한다. 다음 숨을 정지하면서 목을 세게 왼쪽으로 젖히고 오른쪽으로도 같은 요령으로 젖힌다. 각 3회씩 행한다.

요가 의학

당분이 입 안에 들어가면 유산균에 의해 산으로 변하고 이것이 이빨의 주성분인 칼슘을 녹인다. 이것이 이빨에만 한정되지 않고 몸만의 칼슘까지도 녹이므로 뼈의 발육 형성기에 있는 아동에게는 극력 단 것은 피하여야 한다. 이를 튼튼하게 하려면 치근의 강화도 중요하다. 여기에는 음식물을 잘 씹는 버릇이 필요하다. 〈치근 강화법〉을 계속하여 튼튼한 이를 가꾸고, 식후에는 칫솔질도 잊지 말아야 한다.

치근 강화법의 효과

아래, 위의 이빨을 세게 맞닿음으로써 치근을 강화한다.

POINT

- ● 목을 젖힐 때는 경추 4번에 의식을 둔다.
- ● 취침 전 양치질을 한 후에 더 효과가 있다.

● 코고는 사람에게 도움이 되는 요가
프라마리

3사람 중에 1사람은 코를 곤다고 한다. 전국에서 약 1천 3백만 인이 코를 곤다는 계산이다. 가족을 위해서도 반드시 고쳐야 할 것이다.

◉ 요가 행법 순서

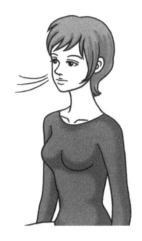

❶ 정좌하여 등의 근육을 뻗고 양 콧구멍으로 수벌이 윙윙거리듯이 "윙"하며 높은 음을 내고 숨을 재빨리 세게 들이킨다.

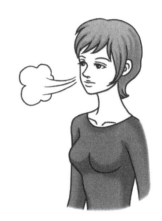

❷ 다음으로 수벌의 윙윙거림과 비슷한 "위잉"하는 음을 내어 코에서 급격히 토해낸다.

요가 의학

코고는 사람은 요가의 자세로 볼 때 정좌하면 좌우의 무릎 뻗음이 다르고, 목이나 어개의 근육이 긴장되어 있어서 중심이 위로 치켜져 있다. 또 변비증인 사람이나 대식가로서 비대한 사람에게도 많다.

프라마리의 효과

코의 소통을 좋게 하는 것으로서 코고는 것이 치유된다. 코막힘, 축농증에도 효과가 있다.

POINT

● 배꼽 아래 3cm의 단전에 의식을 집중한다.

● 1과 2를 연속적으로 21회 행한다.

● 효과가 크나 무리를 하면 머리가 휘청거릴 때가 있다. 특히 여름에 더울 때는 무리를 하지 않기 바란다. 빈혈증인 사람이나 폐가 약한 이들은 될 수 있으면 금한다.

만성 비염에 도움이 되는 요가
일어나 앉기의 자세(준느후타, 아사나)

만성비염은 감기나 매연 등으로 코막힘을 일으키고, 짙은 콧물이 나와 머리가 무겁게 되며, 주의력도 산만하게 되어 불유쾌한 병이다.

◉ 요가 행법 순서

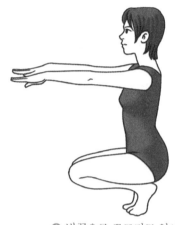

❶ 발끝으로 쪼그리고 앉아서 '
발가락과 족근골에 힘을 넣어
가락을 펴고 양팔을 앞으로 '
다. 넘어지지 않게 몸의 균형을
는다.

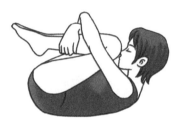

❷ 양팔로 무릎을 힘껏 안아 사진 2와 같이
숨을 세게 들이키면서 목을 뒤로 젖히고 ㅁ
을 떨어뜨리면서 몸을 뒤로 젖힌다. 다음으
반동을 이용해서 앞으로 일어나 앉는다.

요가 의학

콧병은 혈액의 혼탁, 물의 과다 섭취, 앞으로 구부리는 자세로써 기분이 우울한 사람에게 서로 뒤얽혀서 일어난다. 대부분의 사람은 식생활의 잘못에서 혈액을 오염시켜 질병에 걸린다. 물도 과음하면 질병이 되며 맹물이나 커피 등의 음료수의 수분을 될 수 있는 한 과다하게 들지 않는 것이 좋다.

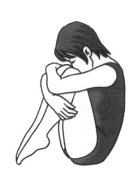

❸ 이때에 숨을 토하면서 목을 앞으로 젖혀 얼굴을 무릎 가까이 접근한다. 이것을 급격하게 행한다.

일어나 앉기 자세의 효과

목을 앞뒤로 굽히고 펴는 것으로 목의 굳음을 고치고, 무릎을 안고 일어날 때 치골을 자극시켜서 위치를 정상화한다. 발목을 강하게 억누르기 때문에 복사뼈, 족근골을 강화하고 코막힘을 해소한다.

POINT

● 의식은 좌우의 발목으로 향한다.

● 양팔로 무릎을 안을 때 몸을 작고 둥글게 해서 호흡을 바르게 한다.

● 2~3을 연속 8회 반복한다.

● 편도선염에 도움이 되는 요가
목 강화의 자세(구리하차크라, 아사나)

편도선염은 세균의 감염으로 편도선에 염증을 일으키는 병이다. 배기가스가 많은 곳이나 온도 변화가 심할 때에 일어나기 쉬운 병이다.

◉ 요가 행법 순서

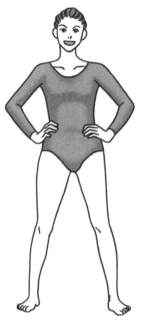 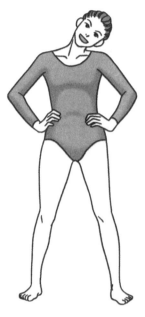

❶ 양발을 어깨넓이보다 약간 더 벌리고 바로 선다. 자세를 바르게 하고 손을 허리에 짚는다.

❷ 숨을 세게 토하면서 왼쪽 귀를 왼쪽 어깨에 붙이듯 하면서 천천히 왼쪽으로 눕힌다.

요가 의학

편도선염은 혈액이 산성으로 되어 탁해질 때 일어난다. 이것은 편도선에 유해한 피가 장시간 흘러들어오면 해독 작용에 의해 백혈구 등의 식균 작용이 쌓여 곪아서 고름이 생기는 까닭이다. 혈액을 항상 약알칼리 상태로 유지하도록 하고, 산성으로 기울게 하는 흰 설탕이나 과자류는 지나치게 먹지 않도록 한다.

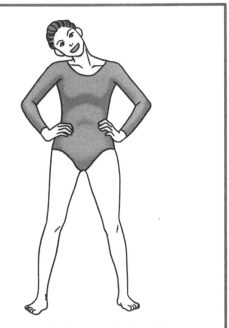

❸ 숨을 들이키면서 머리를 바루고 오른쪽도 이와 같이 각 5회씩 행한다. 좌우가 끝나면 앞뒤로 각 5회, 회전 5회를 행한다.

목 강화 자세의 효과

경추 3번 등 어딘가 어긋나 있기 때문에 이것을 바룬다. 여기는 인두신경총에 통하고 구강점막에도 관계한다. 이 자세는 흉쇄유돌근이나 견갑골근의 경화도 치유된다.

POINT

● 숨을 토하면서 목을 젖힐 때 의식은 경추 3번에 둔다.

● 어깨도 굳어 있으므로 어깨의 힘을 완전히 빼고 행한다.

● 회전 시에 통증이 조금 느껴지는 곳이 있으면 거기에서 조금 정지했다가 천천히 돌리기 시작한다.

● 하루 1세트 행한다.

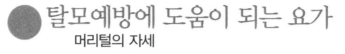

탈모예방에 도움이 되는 요가
머리털의 자세

탈모증은 남성만이 아니라 여성에게는 더욱 큰 근심거리이다. 그러나 지금까지 단념하고 있던 불모지대에 머리가 더부룩이 솟아난다면 그야말로 무상의 기쁨일 것이다. 요가는 그것을 가능하게 해 준다.

◉ 요가 행법 순서

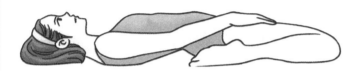

❶ 정좌한 자세에서 양발을 둔부 양쪽 옆으로 두고 뒤로 천천히 눕는다. 발꿈치를 위로 하여 발가락을 바닥에 붙인다.

❷ 그 상태에서 숨을 가슴 가득히 크게 들여 마시고 가슴을 위로 젖히면서 머리 (대머리 부분)를 바닥에 강하게 붙인다.(이 때 거즈에 해초의 즙을 묻혀 두었다가 대머리 부분에 댄다).
머리를 바닥에 붙인 채 양손으로 발목을 잡고 한참 동안 있는다. 호흡은 자연 호흡으로 하고, 숨이 차면 조용히 원자세로 돌아간다.
두 번을 1세트로 하여 1세트가 끝날 때마다 다리를 뻗어 「사해의 자세」로 쉰다.

요가 의학

원형탈모증의 사람에게는 금욕주의자가 많다고 하지만 자기를 억제한 나머지 호르몬의 불균형이 생겨버렸다고 말할 수 있다. 따라서 탈모증의 치료는 그 근본 원인의 하나인 부신이나 하수체전엽 내지 성호르몬의 건전한 활동이 필요하다. 따라서 해초 등을 짠 즙 (다시마, 녹미채, 미역 등을 혼합한 것)을 거즈에 듬뿍 묻혀서 머리에 얹고 이 〈머리털의 자세〉를 행하는 것만으로도 충분히 효과가 있다. 이것은 해초의 요오드나 칼슘이 갑상선의 활동을 활발하게 하는 까닭이다.

머리털 자세의 효과

이 자세는 갑상선, 하수체전엽을 자극하고 머리에 혈액을 모아 골반의 불균형을 바르고 성호르몬의 분비를 정상으로 한다.

POINT

● 호흡을 조용히 반복하면서 의식은 머리에 두며, 그 상태에서 가볍게 눈을 감고 명상한다. 머리 피부에서 검은 머리털이 한 가닥 두 가닥 나고 있다고 생각하면 효과적이다.

● 매일 반복한다. 특히 취침 전 한 시간쯤 두 번씩 휴식을 하여 3세트 행하는 것이 이상적이다.

● 성기능에 도움이 되는 요가
피라미드의 자세(비파리타, 아사나)

사랑이 없는 섹스는 열매가 없는 허망한 것이다. 섹스 없는 사랑은 본질이 아닐지도 모른다. 남녀가 서로 성 능력을 높여서 상대를 즐겁게 해 줄 노력이 있음으로써 기쁨의 황홀경에 스스로 이끌리는 것이다.

● 요가 행법 순서

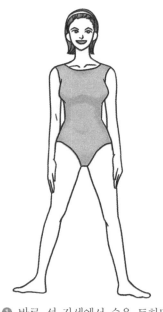

❶ 바로 선 자세에서 숨을 토하면서 양발을 바로 옆으로 서서히 벌려 오른발과 왼발이 둔부와 함께 바닥에 닿을 때가지 넓혀간다. 둔부가 바닥에 닿았을 때 숨을 들이킨다.

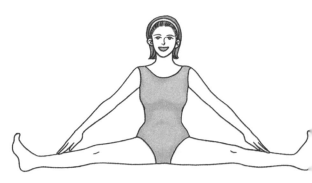

❷ 처음으로 할 때는 둔부가 바닥에 닿지 않아도 좋으니까 항문(여성은 질부)을 조이고 등의 근육을 뻗으면서 숨을 크게 토하고 미저골을 철썩 바닥에 떨어뜨리듯이 한다.

요가 의학

성 능력을 높이는 요가를 「탄트라, 요가」라 한다. 중국의 방중술과 함께 성의 즐거움을 높이는 모든 노력을 골똘히 하도록 한다.

탄드라 요가의 「탄트라」란 닷도봐와 만도라의 합성어로서 섹스를 통해서 무한 무량의 경지에 도달하는 수행도 이다.

피라미드 자세의 효과

이 자세는 항문의 괄약근을 조이는데 효과가 있다. 국부를 강하게 자극함으로써 남녀가 함께 성 능력을 높인다.

POINT

● 남성은 귀두의 끝에 혈액이 모여든다는 것을 생각하고, 여성은 질의 근육에 의식을 집중시켜서 성감이 높아가는 것을 생각한다.

● 초심자는 무리하지 말고 고통을 느끼는 곳에서 중지한다. 완성 자세에 접근하는 것만으로도 상당한 효과가 있으므로 싫증을 내지 말아야 한다.

● 손은 무릎을 누르지 않고 바닥을 짚어도 상관없다.

● 하루 10회 반복한다.

● 종료 후 다리를 잘 마사지 한다.

● 불감증에 도움이 되는 요가
入자의 자세(아후타바크라, 아사나)

최근 불감증으로 고민하는 여성이 증가되고 있다. 원래 불감증은 정신적인 원인으로 일어나는 것이 많고, 특히 남성의 여성에 대한 몰이해나 양자의 성 지식의 부족 때문이다.

◉ 요가 행법 순서

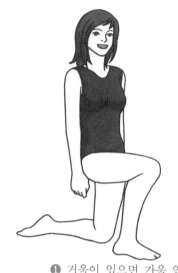

❶ 거울이 있으면 거울 앞에 바로 서서 오른발을 앞으로 내디뎌 무릎을 구부리고 왼쪽 무릎도 구부려 바닥에 꿇어 허리를 내린다.

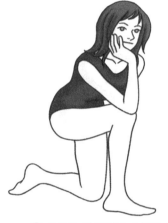

❷ 오른쪽 팔꿈치를 오른쪽 무릎 위에 얹고 숨을 크게 들여 마신다. 숨을 정지하면서 오른쪽 손바닥으로 턱과 뺨을 받친다.

요가 의학

〈入자의 자세〉는 불감증을 치유하는데 효과가 크다. 우선 남성은 여성의 성감대를 충분히 인식하고 여성의 호흡 진도를 알아서 그것에 조화되도록 한다. 여성은 30대 전반 이후는 질 내부의 감각에 지배되므로 항문을 조이는 훈련을 하여 질 감각을 예민하게 한다.

八자 자세의 효과

허리의 비뚤어짐을 교정하는 자세이다. 여성의 외성기와 질에 자극을 주어 피의 흐름을 좋게 하고 감수성을 증가시킨다.

POINT

● 항문을 꽉 조이면서 의식을 질로 돌린다.

● 거울 속의 자세를 보면서 다리가 八자처럼 되도록 유의한다.

● 좌우의 발을 바꾸어서 1세트로 하고 취침 전에 8세트 연속 행한다.

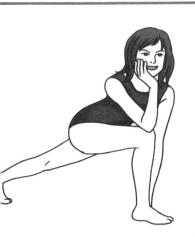

❸ 중심을 오른발에 옮기고 왼발을 뒤로 쭉 뻗어 밀어 내면서 항문을 수축시킨다. 눈은 앞을 바라보되 등뼈를 굽히지 않도록 한다. 왼손으로 오른발의 발목을 잡아 균형을 잡는다. 숨이 차게 되면 호흡 정지를 풀고 천천히 숨을 토하면서 원자세로 돌아간다.

● 산모를 위한 산후 요가
요람의 자세

출산은 여성에 있어서 초대의 과업이다. 임신한 여성의 신체는 출산을 향하여 만반의 준비를 갖춘다. 그리고 아기가 출생되면 오랜 긴장 생활에서 해방되고 몸의 각 기관이 회복을 위해 맹활동을 시작한다. 이 자연 치료력은 굉장한 것이다. 산후의 조리는 하기에 따라 그 후의 건강을 크게 좌우한다. 그러므로 바른 생활을 하고 요가로 몸을 수정하기 바란다.

◉ 요가 행법 순서

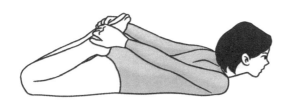

❶ 조용히 엎드려서 무릎을 등으로 접고 두 손으로 발목을 잡는다.

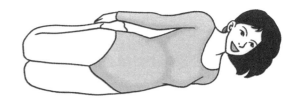

❷ 숨을 들이쉬면서 일단 정지했다가 오른쪽, 왼쪽으로 교대해서 요람처럼 몸을 흔든다.

요가 의학

　출산 후 18시간 정도면 원래 모양으로 되돌아가나 완전한 회복까지는 4주가 걸린다. 이 시기가 제일 중요한 때로서 자궁의 수축이 나쁘거나, 자궁후굴이 되면 산욕열이 나온다. 요가의 〈요람자세〉를 산후 7일째부터 천천히 시작하면 좋다.

요람 자세의 효과

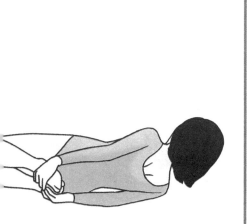

❸ 몇 차례 흔든 다음 천천히 숨을 토하면서 1의 자세로 되돌아가서 1분간 쉰 다음 네 번 반복한다. 이것이 1세트이다.

회전 운동에 의해 골반의 좌우를 자극하여 자궁의 수축을 좋게 한다. 특히 요추 4번을 강하게 눌러 자궁의 후굴을 정상화하고, 다리를 구부려 넓적다리 안쪽에 힘을 넣어 국부를 닫고 질구의 근육을 강화하여 본래의 맵시로 되돌린다.

POINT

● 질구에 의식을 돌리고 국부를 죈다.

● 세트와 세트 사이에 충분히 쉰다.

● 1일 3세트 행하면 이상적이다. 식사 직후는 금한다.

● 모유수유에 도움이 되는 요가
참새의 자세(치치하, 아사나)

모유에는 인공 인공영양으로서는 얻지 못할 미지의 물질이 많이 함유되어 있어서 젖먹이의 발육 성장에는 뺄 수 없는 것이다. 이러한 모유 수유에 도움이 되는 요가에 대하여 알아보도록 한다.

◉ 요가 행법 순서

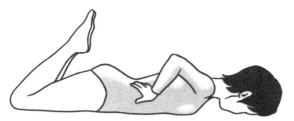

❶ 엎드려 누운 자세로 양 다리를 뒤로 꺾어서 발꿈치를 둔부에 닿게 한다. 그 상태로 숨을 크게 들이쉬고 6초간 숨을 정지한다. 손바닥을 등에 붙이고 견갑골을 자극한다.

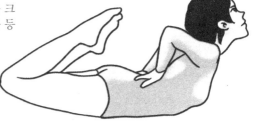

❷ 숨을 정지한 채 천천히 머리를 들어 올리듯 해서 가슴을 들어올리기 시작한다. 손에 힘을 넣는다. 턱은 위로 치켜 올리듯 한다. 숨이 차기 시작하면 숨을 천천히 토하면서 1의 자세로 돌아간다.

요가 의학

모유가 전혀 나오지 않는 사람은 흉추 2번, 3번, 4번의 옆에 있는 돌기부가 비뚤어져 있다. 골반이 좌우에 불균형으로 되어 있는 자세의 비뚤어짐이나 간장의 비대, 뇌하수체 호르몬 분비 억제로 인한 모유 중단 원인을 찾을 수 있다.

참새 자세의 효과

유선에 자극을 줌으로써 모유가 잘 나오게 된다. 또 풍부한 모양의 훌륭한 유방을 만들어 준다.

POINT

● 의식은 허리에 집중한다. 허리가 안정되면 마음도 안정되고 불안이 없어진다.

● 이 자세를 시작하기 전에 배를 바닥에 붙여서 유방 부분을 짓누르듯이 해서 유선에 자극을 주면 효과가 크게 나타난다.

● 4회 정도 반복하고 하루 1세트 행한다.

● 굉장히 어려운 자세이기 때문에 초심자는 무리하지 않도록 한다.

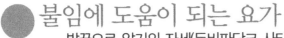

불임에 도움이 되는 요가
발끝으로 앉기의 자세(두비파단크 사타티나, 아사나)

불임은 의학상 정의로서의 불임증은 결혼 후 2년 동안 임신 가능성이 없는 사람을 가리킨다. 남성에 원인이 있는 경우와 여성에 있는 경우의 두 가지로 크게 나눌 수 있으나, 쌍방의 원인도 적지 않다.

◉ 요가 행법 순서

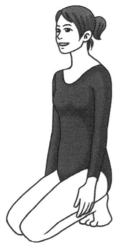

❶ 발꿈치를 들고 바로 서서 천천히 무릎을 꺾어서 둔부를 발꿈치에 붙인다.

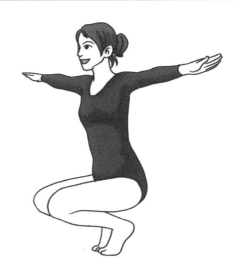

손가락도 똑바로 편다. 자연 호흡을 행하면서 1분간 정도 이 자세를 유지한 후 천천히 손을 내리고 무릎을 바닥에 붙인다.

요가 의학

남녀 각각의 불임증 원인에는 여러 가지가 있는데 정리하여 본다면, 다음과 같다.

첫 번째 남성의 경우, 고환의 이상으로 만들어지는 정자의 수가 적은 경우이거나 수정관에 염증이 생겨서 통로가 방해되어 정자가 정액 속에 나오지 못하는 경우이다. 두 번째 여성의 경우, 난관에 이상을 일으켜 난자가 정자와 수정이 아니 되는 경우가 있다. 이것은 요추 2번에 관계된다.

발끝으로 앉기 자세의 효과

자식을 얻는 자세라고도 한다. 새끼발가락과 새끼손가락(새끼손가락은 생식기에 깊은 관계를 가진다)을 강화시킨다. 또 둔부로 윗몸을 받칠 때 요추 2,3,4번의 이상을 바루고, 완성 자세로는 흉추 10번의 이상을 교정한다. 각종의 호르몬 분비도 왕성하게 한다.

POINT

● 눈은 한 점을 응시하고 그 방향으로 의식을 가져간다. 새끼발가락과 새끼손가락에도 의식을 두도록 한다.

● 호흡은 리드미컬하고 안정되며 깊은 자연 호흡을 반복하고 뇌파를 안정시킨다.

● 2회 반복해서 하루 1세트 행한다.

● 자세를 끝낸 후에는 요추골의 횡돌기부와 선골의 긴장을 풀기 위하여 잠시 쉰다.

월경에 도움이 되는 요가
발 돌리기의 자세(두비파따, 아사나)

생리통은 허리 및 골반 통증 등 불유쾌하고 정신적으로도 불안정한 것이다. 심한 생리통으로 고민하고 있는 여성들이나 생리가 불순하여 걱정하는 여성들은 〈발 돌리기의 자세〉를 행하여 생리 기간을 쾌적하게 보낼 수 있다.

◉ 요가 행법 순서

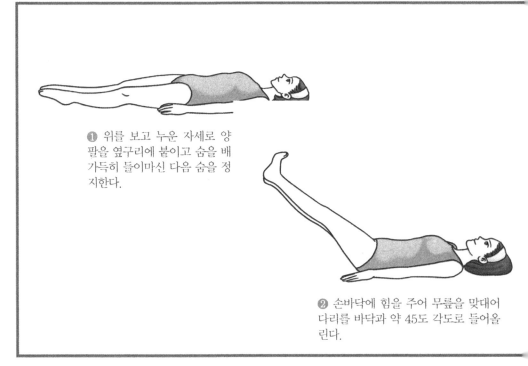

❶ 위를 보고 누운 자세로 양 팔을 옆구리에 붙이고 숨을 배 가득히 들이마신 다음 숨을 정 지한다.

❷ 손바닥에 힘을 주어 무릎을 맞대어 다리를 바닥과 약 45도 각도로 들어올 린다.

요가 의학

생리통이나 생리불순은 모두 허리의 비틀어짐이나 골반의 비뚤어 짐에서 발생된다고 해도 좋다. 요추 4번에 이상이 있을 때는 생리불 순으로 되기도 하고 내분비 활동의 움직임도 저하된다.

발 돌리기 자세의 효과

이 자세는 아랫배, 특히 골반을 중심으로 양발을 돌림으로써 요추 1번의 비뚤어짐 내지 4번의 비뚤어짐을 제거해 주고 생식 기관의 이상을 교정하여 생리시의 싫은 기분을 바꾸어 준다.

POINT

● 아랫배에 의식을 둔다.

● 바닥에서 30cm의 높이에서 돌리기를 시작할 때는 요추 1번에 자극이 가게 되어 자궁의 위치 이상에 의한 월경 과다에 좋다. 40cm의 높이에서 회전하기 시작할 때는 요추 4번에 자극이 가서 생리불순에 효과가 있다.

● 발을 회전할 경우에는 될 수 있는 대로 크게 돌린다. 또한 돌리기를 시작할 때와 돌리기를 끝낼 때에 발의 위치를 같도록 하면 효과가 크다.

● 하루 2세트 반복한다.

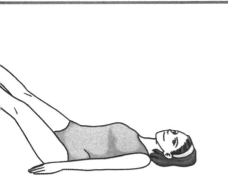

❸ 손바닥에 힘을 주어 무릎을 맞대어 다리를 바닥과 약 45도 각도로 들어올린다.

갱년기에 도움이 되는 요가
젊음의 자세

갱년기가 지난 여성은 생리가 끝나고 출산의 큰 임무에서 해방된다. 동시에 「여성다움」도 없어진다고 하는 사람도 있으나, 오히려 여성적 성숙으로 비약하는 시기가 될 수 있다.

◉ 요가 행법 순서

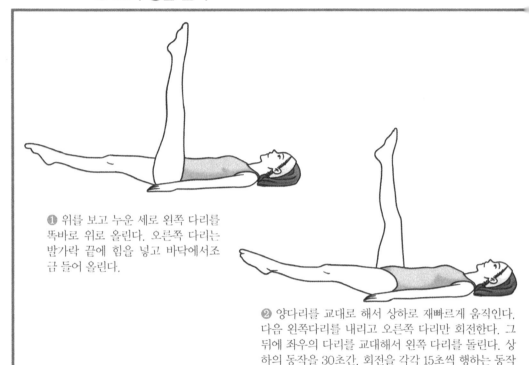

❶ 위를 보고 누운 세로 왼쪽 다리를 똑바로 위로 올린다. 오른쪽 다리는 발가락 끝에 힘을 넣고 바닥에서 조금 들어 올린다.

❷ 양다리를 교대로 해서 상하로 재빠르게 움직인다. 다음 왼쪽다리를 내리고 오른쪽 다리만 회전한다. 그 뒤에 좌우의 다리를 교대해서 왼쪽 다리를 돌린다. 상하의 동작을 30초간, 회전을 각각 15초씩 행하는 동작을 1세트로 하여 한 차례 쉰다.

요가 의학

갱년기 장해는 40세 정도에서 시작되어 50세가량까지 일어나는 현상이다. 남성에게도 갱년기의 현상이 일어나는 사람이 있으나,

158

특히 여성은 월경의 폐경기를 맞아 증상이 일어난다.

주된 원인으로서는 난소호르몬의 분비가 부족하고 전신의 혈관이나 내장의 활동을 조절하는 자율신경의 난조, 고혈압, 저혈압, 빈혈, 심장병 등 몸의 질환에 의한 것이다. 그러나 진정한 원인은 심리적인 것이 많아서 「얼굴에 주름살이 늘어난다」「나이 먹는 것이 싫다」라는 불안감, 가정 내의 불화, 목표를 잃은 허탈감 등 때문에 일정하지 않은 근심을 호소하여 일어나는 병이다.

젊음 자세의 효과

이 자세는 성호르몬의 분비를 왕성하게 하고 자율신경의 난조를 정상으로 한다. 따라서 갱년기 특유의 두통, 어깨 결림, 현훈, 동계, 불면, 냉증, 저림, 현기증 등을 없애 준다.

POINT

● 의식은 항상 골반에 둔다.

● 양 다리를 상하로 재빠르게 움직일 때는 엄지발가락과 엄지발가락이 서로 스칠 정도로 바닥에 닿지 않도록 하여 회전 운동으로 옮길 때까지 행한다. 회전할 때 돌리 어렵게 느껴지는 쪽의 발을 더욱 많이 돌린다.

● 호흡은 동작에 맞추어서 리드미컬하게 한다.

● 초심자나 배에 근육이 없는 사람은 무리를 하지 말고 천천히 목표에 가가와지도록 하는데, 고혈압인 사람에게는 맞지 않다.

● 휴식을 사이에 넣고 연속 운동을 3회 행한다.

● 숙취에 도움이 되는 요가
비틀기의 자세(마트센드라, 아사나)

언제나 숙취에 고통 받는 사람은 일반적으로 간장이 약하다 한다. 연령이나 체력에 맞는 술의 양을 알아서 조정하는 것이 좋다.

◉ 요가 행법 순서

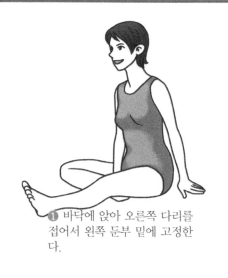

❶ 바닥에 앉아 오른쪽 다리를 접어서 왼쪽 둔부 밑에 고정한다.

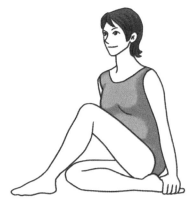

❷ 왼쪽 다리를 세우고 오른쪽 무릎의 바깥쪽에 둔다. 발바닥은 바닥에 밀착시켜 둔다.

요가 의학

체내에 들어간 알코올은 아세트알데히드라고 하는 유독 물질로 생성된다. 대뇌를 마비시키고 얼큰히 취한 기분이 되게 하는 것도 아세트알데히드 때문이다. 숙취가 되기 쉬운 사람일수록 이 물질이 생성되기 쉬우며, 그것을 빨리 탄산가스와 물로 분해해서 몸 밖으로 내 보내지 않으면 안 된다. 이것을 다스리는 것이 간장인데, 약해진 간장은 이 일을 쉽게 해 낼 수가 없다. 과음은 간경변증 등의 질병을 초래한다.

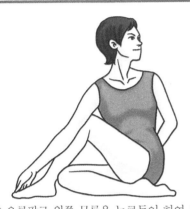

③ 오른팔로 왼쪽 무릎을 누르듯이 하여 왼쪽 발바닥의 한가운데나 엄지발가락에 손을 건다. 이때 오른쪽 팔꿈치가 구부러지지 않도록 한다. 왼팔을 뒤로 돌려서 손등을 허리에 고정하고 숨을 토하면서 천천히 몸 전체를 왼쪽으로 비튼다. 얼굴도 함께 돌려 뒤를 보듯 한다. 숨을 다 토해버리면 들여 쉬는 반동으로 2의 자세로 돌아가서 양손을 왼쪽 무릎 위에 얹고 쉰다. 3회 반복하되, 반대 방향도 같은 요령으로 행한다.

비틀기 자세의 효과

흉추 10번에 자극을 주어서 간장과 신장의 활동을 활발하게 하고, 해독 작용, 이뇨 작용을 촉진한다. 또한 췌장의 호르몬이 되는 인슐린의 분비도 왕성하게 하므로 피 속의 알코올을 급격히 감소시켜 효과를 증가한다. 숙취에는 즉효가 있는 자세이다.

POINT

● 어깨에서 차례로 시선을 움직이는 방향으로 의식을 가져간다.

● 초심자는 한쪽 발(사진에는 왼발)을 뻗은 채 실시해 보도록 한다.

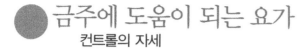

● 금주에 도움이 되는 요가
컨트롤의 자세

중국에서는 예부터 「술은 모든 약의 으뜸」이라 하여 오래 사는 데, 약용, 정력 증강 등 여러 가지에 효능을 얻으려는 사람들이 술을 애용해 왔다. 그런데 그 어는 것이나 다 적당량을 일정 시간에 마실 것을 가르쳤다.

◉ 요가 행법 순서

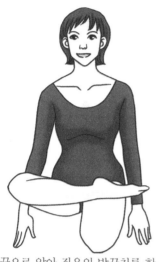

❶ 발끝으로 앉아 좌우의 발꿈치를 항문과 생식기 사이에 받치고 오른쪽 다리를 왼쪽 넓적다리 무릎 위에 둔다.

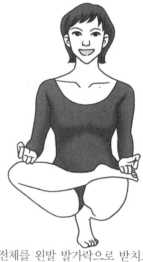

❷ 몸 전체를 왼발 발가락으로 받치고 손은 결인하여 발 위에 얹는다. 결인 방법은 엄지손가락과 집게손가락으로 원을 만들고 다른 손가락은 쭉 편다. 척추를 바르게 하고 양 콧구멍으로 아랫배 및 가슴으로 숨을 크게 들이쉰다. 그리고 숨을 정지한다. 고통스러울 때까지 숨을 정지했다가 숨을 토해 낼 때는 「이제 안 마신다」「이제 안 마신다」하고 몇 번이고 마음속으로 결단을 다짐한다.

요가 의학

알코올은 체내에서 독소의 축적을 촉진시키는데, 이 독소는 나이가 듦에 따라 높아지고 알코올 중독을 일으키며 노화를 재촉한다. 젊음과 건강을 유지하고 싶으면 금주를 해야 하며, 이에 〈컨트롤의 자세〉가 많은 도움을 준다.

컨트롤 자세의 효과

「술은 이제 안 마신다」하고 자기 맹세를 하고, 고통스러울 때까지 숨을 정지하는 호흡법에 의해 "마실 욕심"을 없앤다. 또한 균형 감각에 의해서 마음이 안정되고 호흡이 깊어지면 자율신경이 조절되고 체성신경의 조절을 해서 자기의 욕구를 컨트롤 할 수 있다.

POINT

● 몸을 받친 쪽의 엄지발가락에 힘을 넣어 발꿈치 위에 중심을 떨어뜨리는 것처럼 하면 균형이 잘 잡힌다.

● 숨을 정지할 동안은 「마시지 않는다」는 것에 정신을 집중한다.

● 5회 반복으로 하루 1세트 행한다.

● 금연에 도움이 되는 요가
빨대 호흡법

담배의 주성분은 니코틴과 타르인데 백해무익으로 인체에 나쁜 영향을 준다. 특히 니코틴에는 카페인과 같은 역할로 대뇌를 자극시켜 기분 좋게 하고 곧 습관화 된다. 이는 두뇌를 마비시키고 있는 것으로 집중력이나 순발력이 떨어 질 수 있다.

◉ 요가 행법 순서

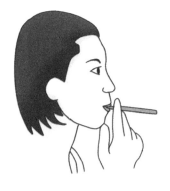

❶ 빨대를 담배 길이로 잘라서 준비해 준다. 담배가 피우고 싶으면 그 빨대를 입에 물고 마치 담배를 피우듯이 천천히 깊이 빨아들인다.

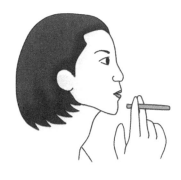

❷ 느슨하고 천천히 숨을 토해낸다. 턱을 들고 천정을 바라보면서 이런 호흡을 두 서너번 한다.

요가 의학

금연은 속단속력만이 그 수단이다. 조금씩 줄이는 방법은 고통이 수반되어 끊기 어렵게 된다. 끊겠다고 결정했으면 담배는 물론 라이터, 재떨이 등 담배와 관계있는 것은 모조리 없앤다. 무슨 일이나 어정쩡하게 해서는 달성할 수가 없다.

빨대 호흡법의 효과

빨대를 이용하는 것으로 담배를 피우는 것과 같은 기분으로 깊은 호흡에 의해 기분을 안정시키고 피로를 없애버린다.

POINT

● 건강하게 되는 것을 즐거워하면서 실천한다.

● 호흡법 중에 최저 2분을 계속해야 한다.

● 빨대가 없다면 입술을 동그랗게 하여 앞으로 내밀면서 손에는 담배를 잡은 듯이 호흡을 반복한다.

● 일로 피곤해졌을 때는 하루 수차례 실천한다.

● 피로감에 도움이 되는 요가
활의 자세(다누라, 아사나)

사무 계통의 일을 하는 사람은 어깨나 목이 잘 결린다. 무거운 물건을 드는 등 육체노동을 하는 사람은 허리를 다치는 수가 많은 것 같다. 한 가지의 같은 자세로 같은 힘을 넣는 방법이 습관화되어 체형을 비뚤어지게 하여 어떤 부분이 극도로 피곤하게 되는 것이다. 이런 종류의 피곤은 약간의 휴식이나 수면으로는 풀어지지 않을 만큼 완고한 것이다.

◉ 요가 행법 순서

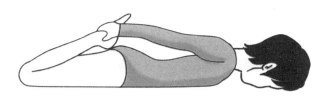

❶
엎드린 자세로 누워서 양 무릎을 접고 손으로 발목을 잡는다. 이 때 얼굴은 바닥에 살짝 붙인다.

목에서의 피로는 매우 작아도 전신에 영향을 준다. 목 결림 정도라고 버려둘 것이 아니라 빨리 피로를 풀어야 한다. 가벼운 어깨 결림 허리피로 또한 마찬가지다.

피로가 심할 때는 〈활의 자세〉가 효과적이다. 이 자세로 내장이 마사지되기 때문에 앉아서 일을 하는 분들은 특효의 피로 회복법이다.

◉ 요가 행법 순서

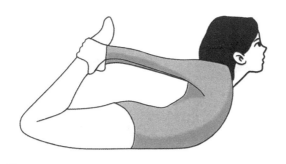

❷
얼굴을 들고 숨을 들이쉬면서 목 뒤에 의식을 집중시킨다. 이 상태로 한 호흡을 쉰다.

활 자세의 효과

척추와 중추신경을 자극시켜서 굽은 등을 고치고 내분비선을 활발
하게 하며 피로를 없애서 적극적인 인간을 만든다.

◉ **요가 행법 순서**

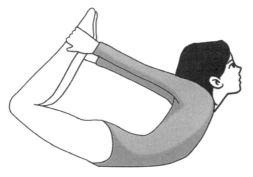

❸
숨을 들이쉬면서 윗몸과 양발을 활 모양이 되도록 위로 밀어 올린다.
의식은 배꼽의 바로 뒤쪽을 향한다. 천천히 자연 호흡을 하면서 될 수
있는 대로 길게 이 자세를 유지한다.
처음 자세로 돌아갈 때는 3, 2, 1의 순으로 천천히 숨을 토하면서 몸을
바닥에 붙인다. 10초가량 1의 자세로 쉬고 3회 반복한다.

POINT

● 3의 완성 자세에서는 천정의 한곳을 응시한다.

● 하루 3세트 행하면 미용에도 좋다.

● 상쾌한 아침에 도움이 되는 요가
노 젓기 자세

버스나 전철로 통근하고 있다면 그것은 실로 유쾌한 요가의 연습장이 될 것이다. 발, 인내력, 민첩성과 평형감각의 훈련이 된다.

◉ 요가 행법 순서

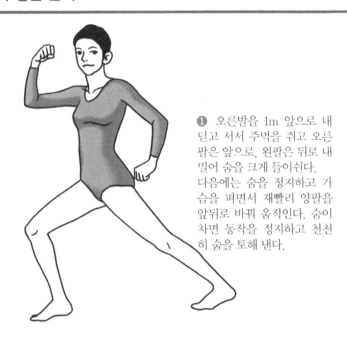

❶ 오른발을 1m 앞으로 내딛고 서서 주먹을 쥐고 오른팔은 앞으로, 왼팔은 뒤로 내밀어 숨을 크게 들이쉰다. 다음에는 숨을 정지하고 가슴을 펴면서 재빨리 양팔을 앞뒤로 바꿔 움직인다. 숨이차면 동작을 정지하고 천천히 숨을 토해 낸다.

요가 의학

최근에는 자가용으로 출퇴근하는 이가 꽤 많아졌는데, 건강을 위해서는 걷는 것이 제일이다. 걷는 방법의 요점은 중심을 어디에 두느냐에 있다. 바른 자세는 발꿈치, 넷째발가락, 엄지발가락의 순으로 힘을 넣고 중심을 발바닥 장심에 떨어뜨린다. 이런 상태로 걷는다면 몰라볼 만큼 건강하게 되고 언제나 젊어 보인다. 〈노 젓기의 자세〉는 출근 전에 행하여 쾌적한 통근이 되도록 할 것이다.

노 젓기 자세의 효과
신경을 조정하고 기분을 쾌적하게 한다. 가슴, 발, 허리가 강화된다.

POINT
● 의식은 허리에 가져간다.
● 아침 출근 전에 좌우 3회식 방향을 바꾸어 행한다.

● 숙면에 도움이 되는 요가
사해의 자세(사바, 아사나)

취침 전에 10분간 명상을 하는데, 〈사해의 자세〉를 하면 깊은 잠이 약속된다.

◉ 요가 행법 순서

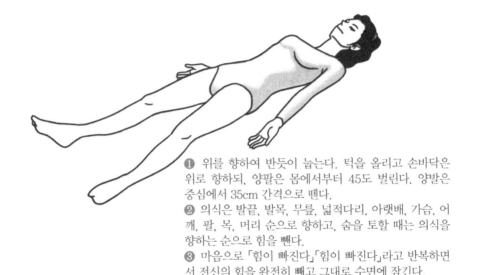

❶ 위를 향하여 반듯이 눕는다. 턱을 올리고 손바닥은 위로 향하되, 양팔은 몸에서부터 45도 벌린다. 양발은 중심에서 35cm 간격으로 뗀다.

❷ 의식은 발끝, 발목, 무릎, 넓적다리, 아랫배, 가슴, 어깨, 팔, 목, 머리 순으로 향하고, 숨을 토할 때는 의식을 향하는 순으로 힘을 뺀다.

❸ 마음으로 「힘이 빠진다」「힘이 빠진다」라고 반복하면서 전신의 힘을 완전히 빼고 그대로 수면에 잠긴다.

요가 의학

몸이 깊숙이 잠기는 침대에서는 완전한 이완을 할 수 없으므로 될 수 있으면 단단한 요 위에 눕는 것이 좋다. 또한 높은 베개를 베면 경추가 굽어져서 기관지를 압박하기 때문에 호흡이 매우 엷어진다. 따라서 수면 중에 호르몬 계통, 신경 계통, 뇌의 활동 등이 저하되기 때문에 낮은 베개가 적당하다.

사해자세의 효과

전신의 근육, 신경, 뼈, 정신의 피로를 고치고 완전한 수면 상태에
들어간다.

POINT

● 전신에서 힘이 완전히 빠져버린 후 의식을 미간의 중앙에 집중
한다.

● 익숙해지면 몇 분 후에는 깊은 잠에 빠지게 된다.

아침의 피로에 도움이 되는 요가
아침 기상의 자세

옛날부터 「아침 일찍 일어나는 것은 서푼의 이득」이라고 한다. 사실 늦도록 자고 있으면 몸에 해로운 것은 생리학적으로 증명되고 있다. 아침에 눈을 뜨면 기분을 상쾌하게 하여 하루를 즐거운 기분으로 보내고 싶은 것이다.

◉ 요가 행법 순서

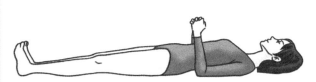

❶ 위를 보고 누운 자세로 발 끝을 나란히 하여 양 다리를 쭉 뻗는다.

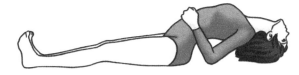

❷ 숨을 깊이 들이쉬고 양 팔꿈치에 힘을 가해 머리를 뒤로 세게 젖힌다. 턱과 가슴을 밀어올리고 발끝을 위로 향하면서 아킬레스건을 뺀다.

요가 의학

현대 사회에서는 불면증이란 병 외에 과면증이란 병도 있다. 취침 전에 10분간 명상을 하고 〈사해의 자세〉를 행하면 대뇌의 피로를 풀

게 되고, 자고 있는 동안에 잠재의식을 자극하여 자기가 꾼 꿈의 영
상을 구현하는 명상술로도 된다. 눈이 뜨이면 우선 창을 열어 신선
한 공기를 방안 가득히 넣고 완전 호흡을 깊이 행하여 정기(프라나)
와 산소를 마음껏 들여 마신다. 세수를 마치면 〈아침 기상의 자세〉
를 행한다.

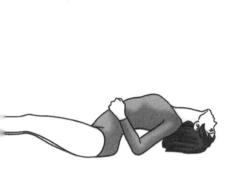

❸ 숨을 정지한 채 발꿈치를 바닥에서
20cm 정도 떨어지게 하고 넓적다리 이
하 하체 전부를 위로 뜨게 하여 체중을
정수리와 팔꿈치와 궁둥이의 세 곳으로
받쳐서 균형을 잡는다. 될 수 있는 데까
지 이 자세를 계속하다가 숨이 차면 숨
을 토하면서 천천히 원자세로 돌아간다.
이것을 3, 4회 반복한다.

아침 기상 자세의 효과
밤중에 비뚤어진 등뼈와
근육을 교정하여 혈액 순
환을 함으로써 아침에 눈
을 뜨면 산뜻해진다.

POINT
● 의식은 아랫배에 집중
시킨다.
● 밤에 자기 전에 행해도
상관없으나 아침 기상 시
에 행하면 한층 더 효과를
발휘한다.

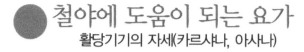

철야에 도움이 되는 요가
활당기기의 자세(카르샤나, 아사나)

시험공부, 일, 마작, 술 등 사람은 문명의 진보와 더불어 「밤샘」하는 일이 많아졌다. 철야에도 지치지 않는 체력 조성에 요가가 활용될 수 있다.

◉ 요가 행법 순서

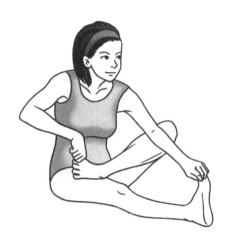

❶ 앞으로 양발을 뻗고 반듯이 앉는다. 오른쪽 엄지발가락을 왼손으로 꽉 잡고 왼발을 오른팔 밑에서 오른쪽으로 가져간다.

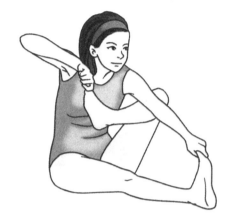

❷ 왼쪽 엄지발가락을 오른손으로 잡고 오른쪽 구를 향해 강하게 잡아당긴다. 이와 같이 하면 몸은 활을 잡아당기는 것처럼 된다. 발을 귀 쪽으로 잡아당길 때는 숨을 크게 들이쉬고, 7초간 숨을 멈춘다. 숨이 차게 될 때는 천천히 숨을 토하면서 원자세로 돌아간다. 반대편 다리도 이와 같이 하여 3회씩 실시한다.

요가 의학

잠은 부교감신경에 지배되는 까닭에 〈활당기기의 자세〉로 교감신경의 활동을 높이고 부교감신경의 지배를 저하시킨다. 이를 통

176

해 눈이 맑아지고 철야에 도움이 된다. 또한 철야에 앞서 쾌적한 상태로 보낼 수 있는 비결은 저녁 식사는 될 수 있는 대로 적게 들되 스프 같은 마시는 음식으로 하고 단단한 것은 들지 않도록 한다.

활당기기 자세의 효과

이 자세로 발바닥 근육을 강하게 뻗음으로써 교감신경을 자극하고 눈의 동공을 확대시키며, 맥박과 체온을 함께 상승시켜 졸음과 피로를 쫓아버린다. 또 자세 중에 행하는 7초간의 숨 정지에 의해 뇌수에 프라나와 산소를 보내고 두뇌의 활동을 활발하게 해 준다.

POINT

- 완성 자세에서는 눈을 깜빡이지 말고 한 곳을 응시한다.
- 몸이 앞으로 기울지 않도록 등뼈를 똑바로 편다.

● 식욕부진에 도움이 되는 요가
생쥐의 자세(파다산차라나, 아사나)

몸 전체가 너무 지나치게 피로할 때나 병후에는 식욕이 없어진다. 이럴 때는 무리해서 먹지 말고 먹고 싶을 때까지 기다리는 것이 요가의 생활법이라고 할 수 있다.

◉ 요가 행법 순서

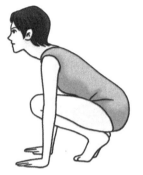

❶ 위를 보고 누운 자세 발끝을 나란히 하여 양 다리를 쭉 뻗는다.

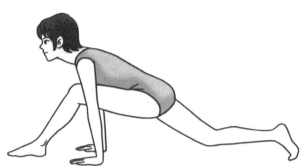

❷ 손바닥을 꽉 붙여서 고정하고 양발을 재빨리 앞뒤로 교대하면서 양팔 사이로 움직인다.

요가 의학

식욕이 부진한 사람은 왼쪽 어깨가 올라가 있고, 발목이 굳어져 있으며, 허리에 울혈이 생겨 있다. 또한 식욕 부진시의 호흡은 아주 얇고 약해진다. 이러한 호흡을 깊고 강하게 바꾸는 것만으로도 식욕이 상당히 왕성해진다.

생쥐 자세의 효과

이 자세는 앞으로 굽힌 자세의 준비에서 발목을 강하게 밀어 허리 부분의 울혈을 제거하고 흉추 6,7번을 자극함으로써 식욕이 돋워진다.

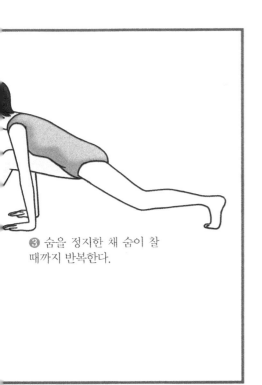

❸ 숨을 정지한 채 숨이 찰 때까지 반복한다.

POINT

● 의식은 눈으로 돌려 앞쪽의 한 곳을 집중한다.

● 격렬한 운동 자세이므로 특히 즐겁게 운동하고 있는 것을 머릿속에 그린다.

● 땀이 조금 날 때까지 계속한다.

● 식사 한 시간 전에 3세트를 하면 효과적이다.

● 체력이 많이 약한 분들이나 병후의 분들은 의사와 상담한 후에 행한다.

● 반사신경 발달에 도움이 되는 요가
이리의 자세(단다, 아사나)

반사신경을 민활하게 하는 훈련은 체육에서는 뺄 수 없지만 일상생활에서도 반사신경 덕분에 도움을 받는 경우가 종종 있다. 반사신경은 항상 순발력을 갖춰 예민하게 해줄 필요가 있다.

◉ 요가 행법 순서

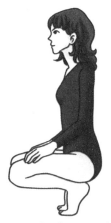

❶ 발끝으로 앉아서 발굼치를 둔부 밑에 놓는다.

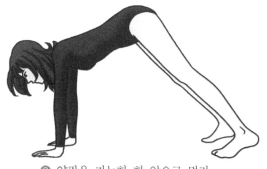

❷ 양팔을 가능한 한 앞으로 멀리 뻗어서 손바닥을 바닥에 붙인다. 숨을 크게 들이쉰 다음 호흡을 정지하고, 가슴을 앞으로 한껏 내밀어서 목과 머리를 약간 위로 올린다.

요가 의학

　반사신경은 무의식중에 근육을 움직여서 행동을 일으킨다. 인간 육체의 신비한 메카니즘이다. 보통 수족이 움직이는 것은 우리들의 의지에 의해 대뇌 신피질로부터 신경에 명령이 가서 근육을 움직이

180

게 하는 것이지만 순간적인 경우에는 이래서는 맞지 않는다. 거기서 외계의 자극을 받으면 감각신경이 척추에 전달되고 즉각적으로 반사신경을 움직여 무엇인가 행동을 취하게 하는 것이다.

이리 자세의 효과

반사신경을 양성하고 호흡 정지에 의해 폐의 활동을 높이며 행동으로 옮기는 순간의 파악 능력을 증가한다.

POINT

● 중신의 위치를 양팔로 옮김에 따라 하나의 삼킬 것을 노리듯이 한 곳을 노려보며 자신이 이리가 된 것처럼 예민하게 움직이는 양상을 생각한다.

● 반사 신경을 기르는

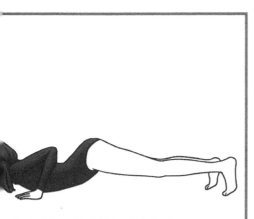

❸ 바닥을 핥듯이 몸을 재빨리 앞으로 보내면서 얼굴을 들고 상체를 일으킨다. 그리고 둔부를 당겨 2의 모양으로 돌아간다. 이 동작을 호흡을 정지한 채 몇 번 반복하되, 숨이 차면 숨을 토하고 또다시 숨을 들이쉬기를 계속한다.

자세이므로 재빠르고 다이내믹하게 움직인다.

● 계속해서 5세트 실행한다.

● 요가로 체력이 붙어도 실행한다.

평형감각발달에 도움이 되는 요가
학의 자세(애카파다, 아사나)

올림픽의 체조 경기를 볼 때마다 여자 선수의 물 흐르듯 한 묘기에 눈이 끌리게 된다. 어떻게 해서 저렇게 아름다운 자세로 경기를 할 수 있을까. 그것은 유연한 팔다리와 평형감각의 결과라고 할 수 있다.

● 요가 행법 순서

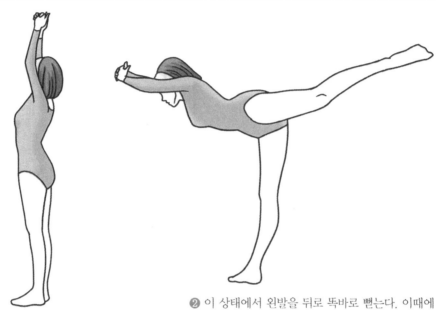

❶ 바로 선 자세에서 숨을 크게 들이쉬고 (7초간) 호흡을 정지한다. 양팔을 머리 위로 뻗어서 합장한다.

❷ 이 상태에서 왼발을 뒤로 똑바로 뻗는다. 이때에 손, 허리, 왼발은 일직선이 되도록 하면 몸의 자세는 영어의 T자가 된다. 가능한 한 오랫동안 한쪽 발의 균형을 유지하다가 숨을 토하면서 천천히 1의 자세로 돌아간다. 오른발도 같은 방식으로 행한다.

평형감각은 내이에 있는 삼반규관의 지배를 받는데, 균형을 잘 유지하는 활동을 하고 있다.

학 자세의 효과

이 자세는 흉곽을 넓혀서 호흡을 깊고 강하게 할 수 있으므로 마음의 안정을 얻을 수 있는 동시에 한발로 서므로 평형감각을 양성시킨다.

POINT

- 의식은 단전에 집중시킨다.
- 마음을 안정시켜 천천히 동작한다.
- 좌우의 발을 2회씩 1세트 행한다.

● 유연한 몸에 도움이 되는 요가
체스트

몸은 활동하지 않으면 해마다 굳어진다. 요가는 몸을 유연하게 해 주므로 반드시 매일 계속하는 것이 좋다.

요가 의학

요가와 병행해서 스포츠를 권한다. 나이와 건강상태에 따라 적절한 스포츠는 많은 도움이 될 것이다.

체스트의 효과

◉ 요가 행법 순서

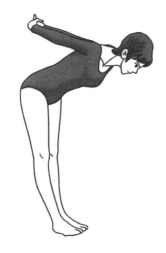 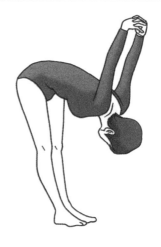

❶ 똑바로 서서 손을 뒤로 젖혀 깍지를 끼고 가슴을 편다. 숨을 들이쉬면서 배를 부풀게 한 다음에 숨을 토하면서 윗몸을 앞으로 숙인다.

❷ 양팔을 될 수 있는 데까지 위로 올려서 윗몸을 앞으로 충분히 굽히고 호흡을 정지한다. 숨이 차기 전에 천천히 숨을 들이쉬면서 몸을 일으켜 세우고 원자세로 돌아간다.

윗몸을 아래위로 움직임으로써 근육을 유연하게 하고 배의 근육을
튼튼히 한다. 또 배의 군살도 없애게 된다.

POINT

● 1~2에서는 의식을 가슴에 집중하고, 3~4에서는 앞으로 뻗은
발의 아킬레스건에 집중시킨다.

● 등의 근육, 팔꿈치, 뻗은 쪽의 무릎은 항상 꼿꼿이 한다. 초심자
는 구부릴 수 있는 한도에서 실시한다.

● 한 발에 5회씩, 하루 1세트 행한다.

◉ **요가 행법 순서**

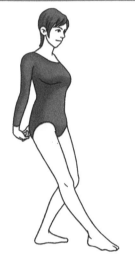

❸ 다음으로 숨을 토하면서 오른발을
앞으로 쭉 뻗는다. 왼쪽 무릎은 구부려
서 중심을 싣는다.

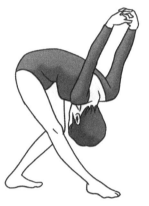

❹ 같은 자세로 다시 한 번 숨을 들이쉬고, 숨
을 토하면서 윗몸을 앞으로 구부리고 손을 위
로 올린다. 얼굴이 오른쪽 무릎에 닿을 만큼
구부렸을 때에 호흡을 정지한다. 숨이 차면
천천히 원래의 바로 선 자세로 돌아간다. 5회
반복하고 발을 바꾼다.

근육을 만드는 데 도움이 되는 요가
박력의 자세 Ⅲ

운동선수의 몸은 근육이 튼튼하고 팽창해 있으며 불룩불룩 솟아 있다. 순간적으로도 강력한 힘을 발휘할 수 있도록 단련되어 있다.

◉ 요가 행법 순서

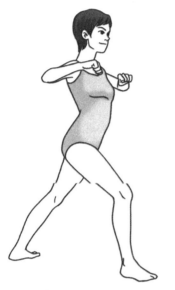

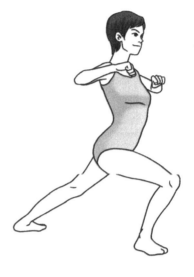

❶ 똑바로 서서 오른발을 크게 앞으로 내밀고, 왼발을 뒤로 쭉 빼서 아킬레스건을 편다. 손은 강하게 주먹을 쥐고, 턱을 당겨서 허리에 힘을 넣으면서 준비한다.

❷ 오른발에 중심을 옮겨서 가슴 가득히 숨을 깊이 들이마시고 양 팔꿈치를 좌우로 힘껏 연다. 호흡을 정지하고 팔, 어깨, 가슴의 근육이 부들부들 떨릴 정도로 힘을 준다.

요가 의학

우리들의 몸을 둘러싸고 있는 근육은 사용하면 할수록 단단하고

탄력 있는 이상적인 근육이 된다. 이 근육이 스포츠나 일에 충분한

위력을 발휘할 수 있다. 근육은 또 뼈나 내장을 지키는 중요한 갑옷 기능을 한다.

박력 자세의 효과

리리야 요가 자세의 하나로서 가슴, 어깨, 손, 배, 발의 균형을 취하되, 특히 어깨의 삼각근, 승모근을 자극하여 가슴을 넓히고 허리를 강화하며 아킬레스건을 편다.

POINT

● 자신이 강화하고자 하는 부분에 의식을 집중하고, 거기에 혈액이 모여드는 상태를 상상하면서 담이 날 정도로 힘을 준다.

● 호흡 정지시간은 7초 정도에서 시작하여 서서히 길게 연장해 간다. 고통스러우면 천천히 숨을 쉬고 3세트를 행한다.

● 튼튼한 뼈 생성에 도움이 되는 요가
다리 벌리기의 자세

사람의 몸을 한자로는 「體」라고 쓴다. 즉 뼈가 풍부한 것을 몸이라고 한다. 몸은 뼈가 튼튼함으로써 견고하게 유지된다.

◉ 요가 행법 순서

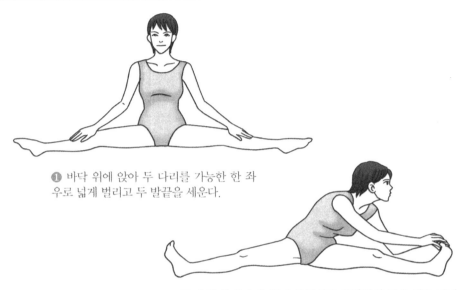

❶ 바닥 위에 앉아 두 다리를 가능한 한 좌우로 넓게 벌리고 두 발끝을 세운다.

❷ 오한 차례 숨을 크게 들이쉬고 토하면서 몸을 왼쪽 다리 쪽으로 기울여 손으로 엄지발가락을 잡는다. 이때 얼굴은 가능한 한 발에 닿을 만큼 가져간다. 다음에, 숨을 들이쉬면서 윗몸을 일으키고, 이번에는 앞에서 행한 것과 같이 숨을 토하면서 오른쪽 다리로 기울인다. 이것을 왼쪽으로 5회, 오른쪽으로 5회 교대로 행하여 1세트로 한다.

요가 의학

뼈가 약하면 몸을 지탱하기가 어렵게 되고 등뼈가 굽어지며 연이어 이상 현상을 초래하게 된다. 요가에서는 「강하고 탄력성이 풍부한 뼈가 가장 좋다」라고 가르친다. 뼈의 성분은 유기질과 무기질에서 성립되는데, 유기질은 조교질의 오세인 및 젤라틴을 주체로 하고, 무기질은 인산칼슘 85%, 탄산칼슘 10% 차지하고 있다. 젊을 때 뼈가 부드럽고 탄력성이 있는 까닭도 오세인이나 젤라틴이 많기 때문이다.

다리 벌리기 자세의 효과

뼈 중에서 중요한 곳은 골반이다. 여기가 비뚤어져 있으면 모든 뼈가 비뚤어져서 병에 걸린다고 한다. 이 자세에서는 골반을 자극해서 그 비뚤어짐을 교정해 줌으로써 몸 전체를 강건하게 한다.

발목을 강화하고 중심의 기울어짐을 고쳐서 전신의 뼈를 균형 있게 단련한다. 또 올린 발의 반대쪽 내장에 자극이 가기 때문에 좌우 같은 회수로 실시할 것이다. 또한 척추에도 자극이 가기 때문에 자율신경도 조정이 된다.

POINT

● 왼쪽으로 윗몸을 기울일 때는 왼쪽 엄지발가락에, 오른쪽으로 윗몸을 기울일 때는 오른쪽 엄지발가락에 의식을 향한다.

● 등의 근육을 펴고 배를 내밀어서 윗몸이 다리에 얹히는 기분으로 한다.

● 초심자는 무리를 하면 근육통이 일어나기 쉬우므로 시간을 도고 서서히 넓혀 가도록 한다.

● 하루 2세트 행한다.

튼튼한 손발 만들기에 도움이 되는 요가
개구리의 자세

사람의 온몸 중에 손과 발은 인류문명의 담당 역할을 해 왔다. 손과 발을 충분히 움직여서 튼튼하게 하는 것은 온몸의 건강을 약속한다.

◉ 요가 행법 순서

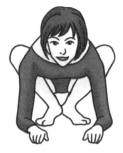

❶ 발끝으로 앉아서 발꿈치를 꽉 붙이고 손바닥과 팔꿈치를 바닥에 꽉 붙인다.

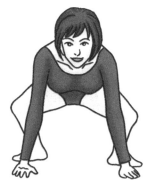

❷ 팔꿈치를 바닥에서 때면서 팔을 펴고 무릎을 팔꿈치에 붙인다.

요가 의학

손과 발은 사람의 마음과 몸의 축도이다. 몸의 이상 상태나 마음의 흐트러짐도 모두 손발에 나타난다. 손가락과 발가락을 단련하는 것은 두뇌를 명석하게 하므로 이상이 나타나지 않더라도 지압하면 효과가 있다. 그리고 왼손도 자유롭게 사용할 수 있도록 훈련하면 대뇌의 잠들어 있는 오른쪽 부분의 능력이 개발된다.

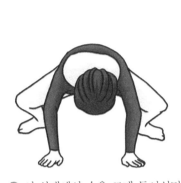

❸ 이 상태에서 숨을 크게 들이쉬면서 숨을 정지하고 다섯 손가락에 힘을 준다. 발을 바닥에서 떼고 몸 전체를 다섯 손가락만으로 지탱한다. 고통스러우면 숨을 토하면서 몸을 내린다.

개구리 자세의 효과

손으로 전신을 받친다. 따라서 특히 팔의 근육을 강화하고 몸 전체의 균형을 높인다.

POINT

● 의식은 양쪽 팔목으로 가져간다.

● 초심자는 균형이 잘 잡히지 않으므로 지나치게 무리를 하지 않는다.

● 3회 연속하여 행하고 휴식을 취한 후 2세트 행한다.

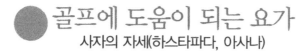

골프에 도움이 되는 요가
사자의 자세(하스타파다, 아사나)

운동경기는 모두 허리와 등뼈로 행하는 것이다. 이것이 약하거나 이상이 있으면 무엇을 해도 허리의 힘이 빠져버린다. 요가의 〈사자의 자세〉로 등뼈의 비뚤어짐을 고치고 이것을 튼튼하게 하는 것이야 말로 요점이다.

◉ 요가 행법 순서

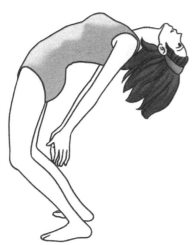

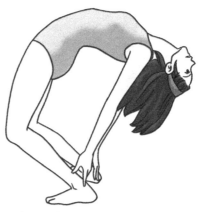

❶ 발의 간격을 1m로 하여 바로 선다. 숨을 천천히 토하면서 몸을 뒤로 천천히 젖히고, 목을 세게 자극하면서 양손을 발꿈치에 가져간다. 잘 안 될 때는 무리하지 말고 할 수 있는 곳까지 몸을 뒤로 젖힌다.

❷ 완성된 자세로 조용하고 평온하게 자연 호흡을 반복하고 가능한 한 길게 계속한다. 숨을 천천히 들이쉬면서 일어난다. 절대로 급격히 일어나지 않도록 한다. 바로 선 다음 한 곳을 응시하면서 한참 동안 쉰다.

요가 의학

요가는 조용한 동작이고, 스포츠는 격렬한 동작이기 때문에 이

둘은 얼핏 보기에 전혀 별개의 것으로 생각되기 쉬우나, 요가와 스포츠처럼 관계가 깊은 것은 없다. 호흡법과 유연한 몸, 각 기관의 기본적인 특성을 살릴 수 있는 요가는 스포츠 활동에 많은 도움을 준다.

사자 자세의 효과

척추의 비뚤어짐을 없애고, 자율신경을 강화하며, 체성신경의 동작을 높인다.

POINT

● 의식은 발꿈치에 집중한다.

● 균형을 잡기 어려우므로 동작은 가능한 한 천천히 한다.

● 5회 반복하여 1세트로 하고, 3세트 행한다. 몸이 유연한 사람이나 준비 체조를 겸할 경우에는 2배가 되는 6세트가지 행하여도 좋다. 골프의 워밍업으로 시합 1시간 전에 행하면 효과가 최고이다.

장시간 운전에 도움이 되는 요가
장쾌의 자세

장시간 운전은 운전자에게 굉장한 피로감을 준다. 적절한 피로 해소를 통해 안전과 건강을 챙길 수 있다.

◉ 요가 행법 순서

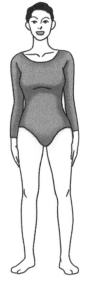

❶ 어깨넓이로 다리를 벌리고 똑바로 선다. 엄지발가락에 힘을 주어 다리 안쪽의 근육과 항문을 세게 쥔다.

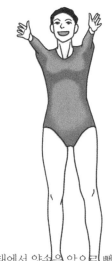

❷ 이 상태에서 양손을 앞으로 뻗고 다섯 손가락도 함께 뻗는다. 양손을 힘껏 펴면서 천천히 숨을 들이켜 가슴 가득히 마시면서 정기를 충만 시킨다. 숨을 들이쉴 만큼 들이쉰 다음에는 호흡을 정지하고 숨이 찰 때가지 그 자세를 지속한다. 견딜 수 없게 될 때에 천천히 숨을 토하면서 목과 어깨의 힘을 빼고 팔을 내리면서 원자세로 돌아간다.

요가 의학

요가 의학에서는 운전 또한 훌륭한 선의 수업이라 하고 있다. 즉 「사람과 차는 일체」이다. 차는 자기 몸의 일부라고 하는 심경이 된다. 요가 철학은 전 우주를 하나로 볼 수 있는데 있다. 자신도 우주도 오히려 일체가 된다. 깊은 명상에 빠져서 삼매의 경지에 들어감에 따라 차도 자기의 수족이 되고, 타인의 차도 자신이 운전하고 있다는 이체화가 일어난다. 이것이야말로 피로하지 아니하는 드라이브 방법이다.

장쾌 자세의 효과
대우주의 정기를 크게 들이마셔서 넓고 풍요로운 기분 상태나 안락한 육체 상태를 만든다.

POINT
● 숨을 들이쉴 때는 「나의 가슴에는 정기가 가득히, 정기가 가득히」라고 염원하고, 숨을 정지할 때는 그 정기가 몸속을 순환하고 있는 양상을 생각으로 떠올린다.
● 목과 어깨에는 될 수 있는 한 힘을 주지 않도록 하고, 단전에 힘을 준다.
● 호흡 정지 시간은 처음은 20~30초로 하고, 차차 익숙해지면 1분, 2분으로 연장해 간다.
● 1세트에 4회 행한다. 차에 오르기 전이나 신호 대기 중의 시간을 잘 이용하여 행하면 상쾌한 기분으로 운전이 된다. 좌석에 앉은 그대로 행할 수 있으므로 장거리 운행으로 피로할 때에는 반드시 실행한다.

달리기의 건강법
요가 달리기법

요사이는 건강을 위한 달리기의 붐이 정점에 있는 듯하다. 비용이 들지 않고 장소도 선택할 필요가 없어서 언제 어디서나 할 수 있다. 달리는 것만으로서 심장병이나 고혈압을 예방하고 정신력을 증가한다는 "달리기의 건강법"도 요가의 달리기법과 호흡법에 의해 완벽한 것이 된다.

◉ 요가 행법 순서

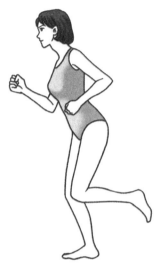

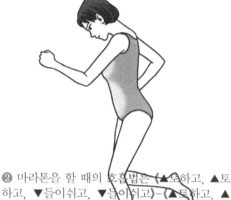

❶ 단전에 중심을 떨어뜨리고 3m 정도 앞에서 배꼽을 잡아당긴다는 느낌으로 달린다. 발은 발꿈치부터 붙이도록 한다.

❷ 마라톤을 할 때의 호흡법은 (▲토하고, ▲토하고, ▼들이쉬고, ▼들이쉬고)-(▲토하고, ▲토하고, ▼들이쉬고, ▼들이쉬고)하는 2박자의 리듬을 발동작에 맞추어 행한다.
그러나 2km 이상 달릴 경우나 급한 오르막길의 경우에는 앞서 설명한 리듬은 (▲토하고, ▼들이쉬고, ▼들이쉬고)-(▲토하고, ▼들이쉬고, ▼들이쉬고)로 변화되고, 다시 피로가 더해지면 (▲토하고, ▼들이쉬고)-(▲토하고, ▼들이쉬고)하는 연속 호흡이 된다. 이것은 신체가 산소 보급을 많이 하려 하기 때문에 그 리듬에 맞추어 호흡을 변화시킨 것이다.

요가 의학

흐트러짐 없는 호흡과 발꿈치, 엄지발가락, 새끼발가락의 세 곳을 균형 있게 땅에 닿으면서 팔꿈치를 앞뒤로 크게 흔드는 달리기의 자세를 배워보도록 한다.

요가 달리기법의 효과

달리고 있으면 얼굴이나 등에 땀이 배어 나온다. 이 땀은 체내에서 스스로 짜 낸 독소의 물방울이다. 〈달리기의 호흡법〉을 실천함으로써 산소를 체내에서 대량으로 받아들이고, 축적된 이 독소를 빼 낼 수 있는 것이다. 또 전신의 피부 호흡을 높이고, 체내의 구석구석에 신선한 산소가 보급되어 상쾌함과 기분 좋은 피로감을 맛보게 하여 준다.

POINT

● 또 한 사람의 자신에 잡아당기는 것처럼 중심을 배꼽에 떨어뜨려서 전방 2~3m에 의식을 가져간다.

● 바른 호흡과 자세를 몸에 익히는 것이 중요하다.

그렇지 못하면 "달리기"가 다리의 근육을 아프게만 하는 단순한 헛수고로 끝나고 만다.

● 아침 식사 전, 될 수 있으면 일찍 기상해서 5분이나 10분도 좋으니 한번 달려 보도록 한다. 반드시 큰 성과를 얻게 될 것이다.

● 달린 다음에는 샤워(될 수 있으면 물이 좋다)로 땀을 씻고 내의를 갈아입는다.

● 올바른 보행에 도움이 되는 호흡법

현대사회의 생활은 자동차가 일상화 되어있고, 에스컬레이터, 엘리베이터, 걷는 보도 등 문명의 이기 덕택으로 매일 걷는 거리는 매우 제한되고 말았다. 그러나 걷는 것은 인간운동의 기본이 되고, 인간으로서의 하나의 큰 특성이기도 하다. 이제야 말로「올바른 보행법」을 재인식해서 "즐겁게 걷는 비결"을 요가식 보행술로 체득하여 젊음과 건강을 계속 유지하기 바란다.

◉ 요가 행법 순서

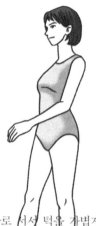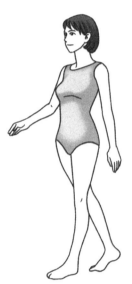

❶ 똑바로 서서 턱을 가볍게 당기고 눈의 초점을 바르게 주시하며, 목, 어깨, 팔에 힘을 빼다(즉 상반신의 어디에도 힘을 넣지 말고 자유롭게 동작할 수 있도록 제체를 갖추는 것이다). 다음에 하반신은 실제의 상태(엄지발가락에 힘을 주어서 둘째발가락에서 새끼발가락까지 균형이 맞도록 힘을 분산하고, 발꿈치는 가볍게 들어 발바닥 장심에 중심을 둔다)로 한다. 이 때 다리 안쪽의 근육은 땅겨 조여서 상체를 튼튼히 받친다.

❷ 중심을 단전에 떨어뜨리고, 무릎을 펴고, 배를 당겨 붙이고, 가슴을 크게 펴고, 걷는 폭을 크게 넓혀서 걷는다. 이 때 양손은 걷는 리듬과 잘 어울리도록 흔든다.

요가 의학

요가의 견지에서 본다면 현대인은 바른 보행법을 잊고 있는 것

198

같다. "걷는다"라는 이 단조로운 동작도 잘못된 방법을 습관화하고 있으면 대단한 변화의 결과가 되고 만다. 바른 보행법을 몸에 익혀서 매일 2km는 걷도록 노력하고, 걷는 것으로부터 완전한 건강과 보다 높은 정신의 고양을 얻어 언제까지나 지금의 "젊음"을 유지하도록 해야 한다.

걷기 호흡법의 효과

걷는 것에 의해 피로가 풀어지고 머리의 활동이 증진된다. 걸으면 걸을수록 체력이 증진되고, 만성 지병의 치료에도 효과가 있다는 것이 〈요가의 보행술〉이다.

POINT

● 의식은 허리에 모은다. 걸을 때는 항상 허리를 밀어 내면서 나아가듯이 한다.

● 사진과 같이 미소 띤 얼굴로 마음으로부터 즐겁게 "기쁨"을 나타내면서 걷는 것이 중요하다.

● 호흡은 기본적으로 자연 호흡으로 족하지만 걸음걸이 정도의 리듬과 어울리게 하고, 유연한 호흡으로 토하는 숨과 들이쉬는 숨이 동반되도록 한다.

● 앞으로 뿐만 아니라 뒤로도 걸어 보도록 한다. 보통 사용하지 않는 근육을 푸는데 효과가 크다.

● 피로회복에 도움이 되는 요가
배의 자세

지나친 놀이로 그 다음 날의 업무에 지장이 생긴다면 여가생활은 도리어 손해가 된다. 피로는 그 날 중에 풀고 투지력으로 업무에 임해야 한다.

◉ 요가 행법 순서

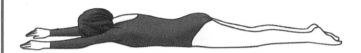

❶ 엎드려서 얼굴을 바닥에 붙이고, 양손은 머리 위로 뻗어서 양팔을 귀에 붙인다. 양 다리는 나란히 뻗고 항문을 세게 조인다.

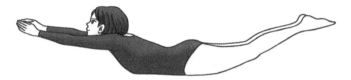

❷ 숨을 크게 들이쉬면서 머리, 양 다리, 양팔, 넓적다리의 순으로 들어 올리는데, 이 완성된 자세에서 호흡을 정지한다. 다음에 얼굴은 천정을 바라보면서 봄을 배 모양으로 앞뒤로 크게 흔든다. 고통스러우면 조용히 숨을 내쉬면서 천천히 원자세로 돌아간다.

200

배 자세의 효과

이 자세는 비뚤어진 척추를 바루고, 자율신경과 체성신경(운동신경과 감각 신경을 의미)과의 균형을 조절하므로 전신의 피로를 제거한다.

POINT

● 앞뒤로 몸을 흔들 경우, 윗몸을 올릴 때는 목 뒤쪽에, 발을 올릴 때는 둔부 뒤쪽에 의식을 집중시킨다.

● 모양을 흩트리지 말고 자기의 몸이 배가 된 것처럼 앞뒤로 흔든다.

● 3회를 1세트로 하여, 3세트 행한다.

마음을 다스리는 요가

* 오징어의 자세 : 자신감 생성
* 태양숭배의 자세 : 감정조절
* 파스트리카 : 의욕생성
* 바격의 자세 1: 자신감 생성
* 안락의 호흡 : 마음 여유
* 안심의 자세 : 겁이 많은 사람
* 악어의자세 : 스트레스 해소
* 발바닥 합치고 물구나무서기의 자세 : 건망증
* 언덕의 자세 : 두뇌회전
* 코브라 자세 : 열등감 해결
* 독수리 자세 : 고소공포증 치유
* 수평의 자세 : 폐쇄공포증
* 울드라 기억 호흡법 :기억력에 도움
* 합장 수목의 자세 : 집중력

마음을 편안하게 해주는
요가

자신감 생성에 도움이 되는 요가

오징어의 자세   아르도트히타, 아사나

누구나 많은 군중 앞에 서게 되면 다소간 기가 죽는다. 이러한 긴장의 도를 넘어 특히 입학이나 취직시험 때는 얼어버려서 인생의 귀중한 기회를 놓쳐버리는데, 이것은 이제부터의 가능성을 스스로 꺾는 결과가 되므로 원통한 일이다.

◉ 요가 행법 순서

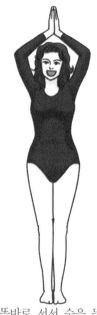

❶ 똑바로 서서 숨을 들이쉬면서 양팔을 머리 위에 올리고 손바닥을 합친다.

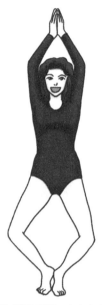

❷ 좌우의 발꿈치와 엄지발가락을 맞대고 발끝으로 서서 균형을 잡는다. 무릎은 조금 굽혀서 중허리의 자세로 하고 무릎 사이는 30cm로 벌린다. 이때는 숨을 정지한다. 천천히 숨을 토하면서 1로 돌아간다.

요가 의학

사람 앞에 나서거나 말하게 되거나 할 때 긴장할 경우에는 교감신경이 흥분되고, 부신수질에서는 아드레날린을 분비하고, 혈압이 오르고, 호흡이 빠르고, 심장의 고동이 급하게 되어 육체는 눈앞에 일어난 일에 대비한다. 이에 도움이 되는 호흡법과 마음의 자세를 알아보도록 한다.

오징어 자세의 효과

이 자세는 허리와 엄지발가락에 힘이 들어가고, 자세 중에 호흡을 정지하여 횡경막을 내리고, 중심을 단전에 가져가므로 상반신의 긴장을 없앨 수 있다. 상반신에 힘이 들어가 있지 않는 상태가 되면 본래의 자신으로 돌아간다.

POINT

● 눈은 한 곳을 바라보면서 마음을 집중시킨다. 의식은 단전에 두고 부동의 마음을 기른다.

● 밸런스(균형)를 잘 잡는 요점은 눈을 두리번거리면서 주위를 살피지 말고, 호흡이 틀리지 않도록 한다.

● 연속해서 5회 행하면 효과가 있다.

● 감정조절에 도움이 되는 요가
태양 숭배의 자세(수르야나, 마스카르)

자신의 마음이지만 살아가는 동안에 이것을 잘 통제하지 못하면 감정이나 욕망에 넘어지고, 후일에는 후회할 일이 종종 일어난다. 마음을 자유롭게 조절할 수 있다면 이것처럼 행복한 일은 없다고 누구나 생각할 것이다.

◉ 요가 행법 순서

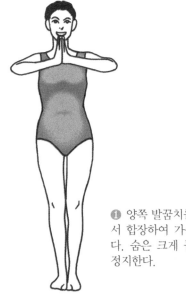

❶ 양쪽 발꿈치를 붙이고 바로 서서 합장하여 가슴 가까이 가져간다. 숨은 크게 들이쉰 후 호흡을 정지한다.

요가 의학

요가는 자기 조절을 가능하게 하는 방법으로서

1. 좌선을 할 것,

2. 「반야심경」등의 경전을 독경 할 것,

◉ 요가 행법 순서

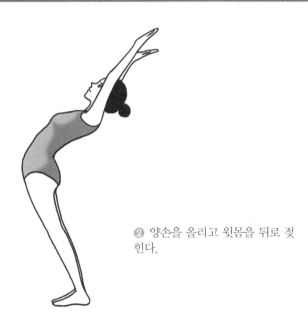

❷ 양손을 올리고 윗몸을 뒤로 젖
힌다.

3. 호흡을 조절할 것 등을 가르친다.

좌선을 하게 되면 명상에 들어간다. 이 명상에 의하여 「깨달음」의 경지에 들어가는 것이 가능하게 된다. 경전을 읽는 것은 높아진 감정을 진정시키고 마음을 침착하게 한다. 한번 시도해 보면 좋을 것이다. 특히 「반야심경」의 「반야」란 「지혜」를 의미한다. 지혜라는 것

◉ **요가 행법 순서**

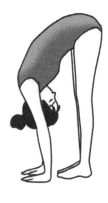

❸ 양발을 뻗은 채 윗몸을 앞으로 굽힌다.

은 단순한 지식이나 지성이 아니라 훨씬 높은 차원의 깊은 뜻을 가리킨다. 우리들과 같이 평범한 사람은 이 지혜가 결여되어 있기 때문에 미혹되어 있는 자신을 조절하지 못하고 고민하는 것이다. 다음에, 호흡을 조절하는 것이 중요한 일이다.

◉ 요가 행법 순서

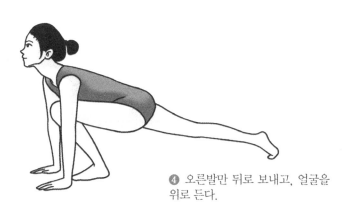

❹ 오른발만 뒤로 보내고, 얼굴을 위로 든다.

태양 숭배 자세의 효과

　전신의 혈액 순환이 잘 되도록 해 주고, 양손과 양발의 근육의 신축
을 촉진하고, 나아가서는 기민성을 기르며, 몸통이나 허리의 유연성
을 높인다.

　◉ **요가 행법 순서**

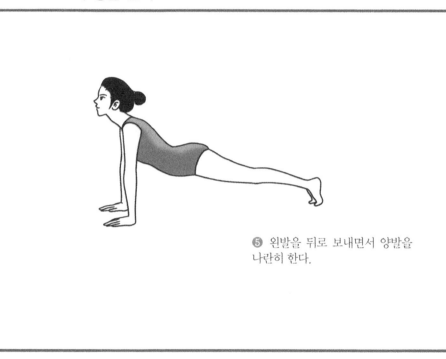

❺ 왼발을 뒤로 보내면서 양발을
나란히 한다.

POINT

● 이 자세는 1에서 11까지 연속적으로 호흡을 정지한 채 재빨리 행하는 것이 요점이다. 처음 행하는 분들은 6의 동작이 어렵기 때문에 인내심을 가지고 계속하는 중에 배의 근육이나 팔의 힘이 강해져서 가능하게 된다.

◉ 요가 행법 순서

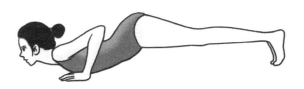

❻ 바닥을 핥는 것처럼 하여 몸을 젖히고, 코브라의 자세 와 같이 된다.

● 호흡을 정지하고 있는 사이에 생명력이 되는 정기가 몸 안에 보유되고, 머리끝에서 발가락 끝까지 타는 듯한 에너지가 뻗어가는 것이다.

● 매일 아침 식사 전에 2회 반복한다.

◉ 요가 행법 순서

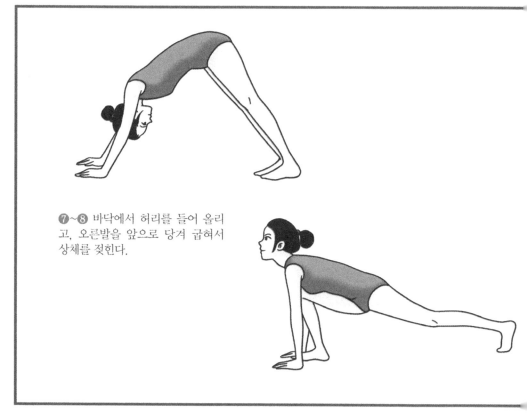

❼~❽ 바닥에서 허리를 들어 올리고, 오른발을 앞으로 당겨 굽혀서 상체를 젖힌다.

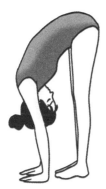

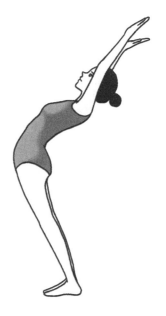

❾~❿ 왼발을 오른발과 나란히 하여 3
의 자세와 같게 하고, 몸을 일으켜서 2
와 같게 하여 양팔과 머리를 뒤로 젖힌
다.

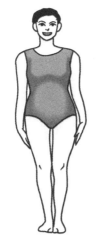

⓫ 직립 부동의 자세로 돌아가서
숨을 토한다.

213

의욕생성에 도움이 되는 요가
파스트리카

무기력은 육체적으로는 피로가 겹칠 때, 정신적으로는 목표를 잃고 희망을 잃을 때 일어난다. 어떻든 간에 생명력을 잃은 증거이다.

요가 의학

　모든 곤경을 차례차례로 뛰어넘고 힘 있게 달려가려는 마음가짐이 될 때 두려워 할 것이 없는 것이다. 일에 임할 때는 모든 것을 적극

◉ 요가 행법 순서

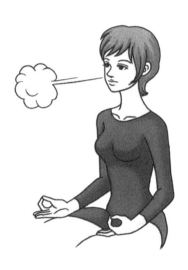

❶ 요가식 좌법으로 앉아서 턱을 당기고, 등의 근육을 뻗어서 가슴을 펴고 항문을 죈다. 양쪽 콧구멍으로 《▲토하는 숨 = 급격하고 힘차게 2초》

적인 자세로 임하는 것이 가장 중요한 것이다.

　무기력할 때는 자기도 모르는 사이에 무기력한 호흡을 하게 된다. 《▼들이쉬는 숨 = 무기력하여 얕다》-《▲토하는 숨 = 무기력하여 얕다》와 같은 "기"가 빠진 호흡 리듬을 반복하므로, 즉 폐의 윗부분만으로 숨을 쉬기 때문에 중요한 생명소를 체내에 도입할 수가 없고 다만 방출하고 있을 뿐이다. 이 생명소는 과학적으로 아직 증명되고

◉ **요가 행법 순서**

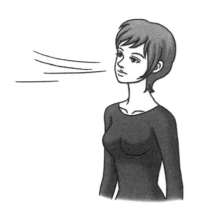

❷ 《▼들이쉬는 숨 = 급격하고 힘차게 2초》의 호흡 리듬으로 10회 행한다.

있지 않지만 이 눈에 보이지 않는 생명 조절력의 근원은 호흡법에 의해서 도입될 수 있다고 요가는 가르치고 있다.

파스트리카의 효과
급격한 호흡법에 의해서 생명소와 산소를 대량으로 들이켜고, 호

◉ **요가 행법 순서**

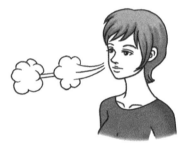

❸ 이후 생명소를 보충하기 위해 〈▼들이쉬는 숨 = 깊게 4초〉-〈● 호흡 정지 7초〉-〈▲토하는 숨 = 천천히 길게 7초〉의 생명소 축적 호흡을 3회 반복하고 몸 안에 "기력"을 충만 시킨다.

흡 정지에 의해 생명소를 몸 안에 가득 채워서 심저에서 힘이 솟도록 한다.

파스트리카를 행함으로써 손발의 냉증, 축농증, 아데노이드(편도선이 증식하는 비대증)에 효과가 있다.

POINT

● 이 호흡법은 요가의 초능력 개발의 하나이다. 신경의 각성을 목적으로 하기 위하여 의식은 미저골로 가져간다.

● 초심자는 1세트에서 시작하여 차츰 회수를 높여 간다. 처음부터 무리하지 않도록 한다.

● 고혈압인 사람은 금한다.

● 자신감 생성에 도움이 되는 요가
박력의 자세 I (마하비라, 아사나)

세상에는 스스로 자시네 차고 침착하여 여유 있고 당당하게 살아가는 인간처럼 강력한 사람은 없다.

◉ 요가 행법 순서

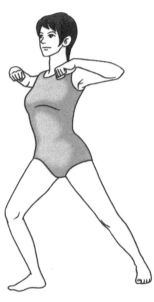

❶ 똑바로 선 자세에서 오른발을 1m 앞으로 내밀고, 오른발에 중심을 두면서 주먹을 쥐고 양팔을 접어 가슴 옆으로 가져간다. 이 상태로 가슴 가득히 숨을 들이마신 후 호흡을 정지한다. 숨이 차게 되면 천천히 숨을 토하면서 원자세로 돌아간다. 왼발도 같은 요령으로 행한다.

요가 의학

스스로 자신감이 없어서 끙끙대는 사람은 반드시 아킬레스건이 주름져 있기 때문에 앞으로 기울어진 자세이다. 이것을 우선 교정해야 한다. 다음에는 알맞은 목표를 택하여 노력하면 차츰 자신이 붙게 된다.

박력 자세 I 의 효과

어깨의 삼각근과 승모근을 자극하여 흉곽을 넓히고 허리를 강화하며 아킬레스건을 늘려서 자신에 넘치는 인간이 될 수 있다.

POINT

● 처음에는 호흡 정지를 7초 정도에서 시작하되, 익숙해지면 10초, 20초로 서서히 연장한다.

● 완성 자세에서 단전에 힘을 주고 가슴을 크게 넓힌다.

● 출근 전 3회씩 2세트 행한다.

● 마음 여유에 도움이 되는 요가
안락의 호흡

망살이란 말이 있다. 그것은 마음이 멸한다는 의미로 바쁜 생활을 하다 보면 우리들의 마음 속에 있는 아주 귀중한 것을 죽을 정도로 자신을 되돌아 볼 시간마저 뺏긴다는 뜻이다. 인생은 때때로 안락한 휴식이 대단히 필요한 것으로, 안락한 휴식에서 내일의 활력소가 생겨난다.

◉ 요가 행법 순서

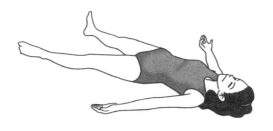

❶ 요가의 기본자세인 〈사해의 자세〉라고 하는 완전 휴식법을 취한다. 바닥에 반드시 누워 온몸의 힘을 뺀다. 손바닥도 위를 향하고 눈을 자연스럽게 뜨며 입술을 가볍게 올린다. 호흡은 크게 들이쉰 뒤에 깊고 길게, 될 수 있는 대로 느리게 토하는 것을 반복한다.

요가 의학

최근에 잘 쓰이는 말 중에는 「릴렉스 하자」라는 말이 있다. 이것은 자율 훈련법의 기법 중에서도 가장 중요한 것으로서 마음과 몸의 긴장을 제거하는 일이다. 긴장을 제거한 심신에는 여유가 있고, 풍성한 마음이 되살아나는 것이다.

안락 호흡의 효과

몸도 마음도 동시에 쉬도록 할 수 있다.

POINT

● 숨을 토할 때는 발가락 끝, 발목, 정강이, 무릎, 넓적다리, 아랫배, 가슴, 팔, 목, 머리 순서로 의식을 뽑아가면서 마음속으로 「힘을 뺀다」라고 재창한다.

● 취침 전에 3분 동안 행하는 것이 가장 효과적이다.

겁이 많은 사람에게 도움이 되는 요가
안심의 자세 (타나, 아사나)

마음이 강하고 큰 사람을 두고 「간담」이 큰 사람이라고 한다. 이것은 간장에 글리코겐이 저축되어 있어서 만일의 경우에 큰 힘이 나오기 때문이다. 화재 때에 놀라운 힘이 바로 그런 것이다.

◉ 요가 행법 순서

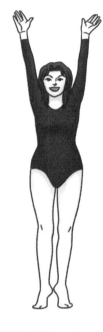

❶ 발을 붙이고 바로 선다. 숨을 들이켜서 배에 숨을 채운다. 양손을 머리 위로 쭉 펴 올린다. 손바닥을 힘껏 펴면서 호흡을 정지한다. 중심을 발끝으로 옮겨서 발끝으로 선다. 신체 전체를 발끝으로 선 채 눈을 뜨고 앞으로 5~6m, 뒤로 5~6m 걷는다. 원위치로 돌아와서 천천히 숨을 토한다.

요가 의학

겁 많은 사람의 자세는 어깨에 힘이 많이 들어가 있고, 경추 2번 ~6번이 굳어 잇다. 발의 장내전근은 조여 있고, 아킬레스건도 위

축된 상태로 되어 있다. 〈안심의 자세〉에다 앞 페이지의 〈굼프하가〉
를 병행하면 좋은 결과가 얻어진다.

안심 자세의 효과

허리에 힘이 들어가고 목, 어깨의 경화를 제거하고 손바닥을 크게
펴는 것으로 기가 편안하게 된다.

POINT

● 의식은 단전으로 가져가되, 그 곳이 뜨겁게 타고 있다고 느낄 때
까지 힘을 넣는다.

● 걷는 방법은 항문을 조우면서 허리에 힘을 넣고 배꼽으로 몸을
밀고 가듯이 하여 걸어간다.

● 매일 아침에 3회, 밤에 3회 행하는 것이 가장 이상적이다.

스트레스 해소에 도움이 되는 요가

악어의 자세(마카라, 아사나)

스트레스란 말을 만들어 내고, 오늘의 정신 신체 의학의 기초를 구축한 사람은 캐나다의 셀리에 박사이다. 스트레스란 「비뚤어짐」의 의미로 정신과 육체의 비뚤어짐이 질병을 낳는 것이다.

요가 의학

우리들은 매일의 「사업」, 「공부」 혹은 「대인관계」라는 여러 가지의 사회 속에서 살아가고 있다.

◉ 요가 행법 순서

❶ 엎드린 자세로 누워서 발을 똑바로 뻗는다. 손바닥은 어깨 가까운 바닥에 붙이고 팔꿈치를 올린다.

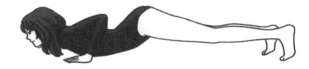

❷ 다음에 손바닥과 발끝으로 몸을 받쳐 들어서 악어모양을 취하고, 이 자세를 유지한 채 몸을 움직여 돌린다.

스트레스의 회복에는 「남아 있는 에너지」를 발산시켜 주는 것이 제일이다. 〈악어의 자세〉는 상당히 격렬한 행법인 까닭에 땀을 많이 흘리므로 기분을 상쾌하게 하는데 효과가 있다.

악어 자세의 효과

이 자세는 흉추 5번과 6번을 자극하여 부신피질자극호르몬의 분비를 촉진하고, 코오티조운(호르몬의 일종)의 분비를 증가한다. 이러한 신체의 교정 효과가 스트레스를 날려버린다.

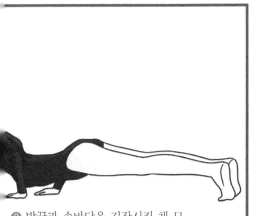

❸ 발끝과 손바닥을 긴장시킨 채 모양을 흩트리지 말고 앞으로 움직여 돌린다. 피곤해지면 뒤로 움직인다.

POINT

● 몸이 나무줄기와 같이 굳어 있는 것처럼 의식하면서 행한다.

● 대단히 격렬한 자세이므로 처음에는 시간을 짧게 하고 서서히 연장하여 간다.

● 3분간 계속해서 행하고 3분간 휴식하는 것을 1세트로 하여 보통은 2세트 행한다. 에너지가 남아 있을 때는 5세트에 도전한다. 초조한 것이 즉시 해소된다.

● 건망증에 도움이 되는 요가
발바닥 합치고 물구나무서기의 자세

흔히 나이가 들면 기억 능력이 저하된다고 말한다. 이것은 비타민 B군에 칼슘의 부족, 총칭해서 혈액의 애시도 시스가 원인이다.

◉ 요가 행법 순서

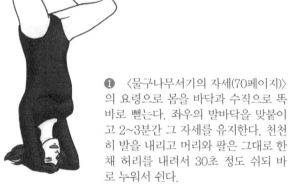

❶ 〈물구나무서기의 자세(70페이지)〉의 요령으로 몸을 바닥과 수직으로 똑바로 뻗는다. 좌우의 발바닥을 맞붙이고 2~3분간 그 자세를 유지한다. 천천히 발을 내리고 머리와 팔은 그대로 한 채 허리를 내려서 30초 정도 쉬되 바로 누워서 쉰다.

요가 의학

평소에는 머리가 몸통보다 혈압이 낮지만, 거꾸로 서면 머리의 혈압이 상승하여 대뇌는 영양분이 많아져서 기억력이 좋아진다. 또, 산성식품의 지나친 섭취를 피하고 알칼리성 식품이나, 콩류,

작은 물고기, 해초류, 신선한 채소를 많이 섭취한다.

발바닥 합치고 물구나무서기 자세의 효과

완성된 자세는 산소를 대량으로 머리에 보낼 수 있어서 뇌의 호흡 작용이 크게 된다. 뇌의 숨골은 일부를 바늘로 찌르면 즉시 호흡 곤란이 올 정도로 호흡에 중요한 곳이다.

POINT

● 의식은 머리꼭대기의 중앙에 둔다.

● 물구나무서기의 균형이 잡힌 다음에 발바닥을 합친다. 초심자는 다른 사람의 도움을 받도록 한다.

두뇌회전에 도움이 되는 요가
언덕의 자세(파바타, 아사나)

요가는 원활한 혈액순환과 정신적 수행으로 두뇌회전에 도움을 줄 수 있다.

🔵 요가 행법 순서

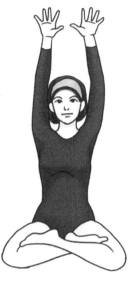

❶ 결과부좌로 앉아서 목과 어깨의 힘을 빼고 단전에 힘을 주어 등뼈를 뻗는다. 양쪽 손가락은 힘껏 쭉 펴서 숨을 들이쉬면서 좌우로부터 크게 원을 그리듯이 하여 머리 위로 가져간다. 이런 자세에서 양팔을 뒤로 싹 당기듯이 하여 가슴을 펴서 7초간 숨을 토하고 7초간 숨을 들이쉬는데, 이 호흡법을 5회 행한다. 숨을 토하면서 천천히 양팔을 내리고 원자세로 돌아간다.

요가 의학

판단력, 직감력의 단련은 혈액 순환을 좋도록 하는 것이다. 또 대뇌의 신피질에 관계하는 손가락 운동은 여러 가지의 능력을 높일 수 있다.

언덕 자세의 효과

이 자세는 양손을 높이 들어 올리므로 전신의 피돌림이 좋게 되어 머리의 회전을 빠르게 한다. 또 다섯 개의 손가락을 한껏 넓힘으로써 대뇌의 활동을 활발하게 하고, 단전에 강한 힘을 주므로 집중력을 증가시킨다.

POINT

● 팔을 올리고 호흡을 반복할 동안은 눈은 깜박이지 말고 의식을 한 곳에 집중한다.

● 매일 업무 전에 3회 행한다.

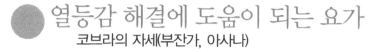
열등감 해결에 도움이 되는 요가
코브라의 자세(부잔가, 아사나)

열등감을 지닌 사람은 사실은 매우 우수한 사람이다. 왜냐하면 만약 참으로 열등하다면 정신병 환자에게 자각증상이 없듯, 그런 것에 고민하지 않을 것이다. 따라서 자신감을 갖고 이것을 해소해가며 발전하는 것이 중요하다.

◉ 요가 행법 순서

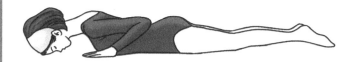

❶ 엎드린 자세를 취하여 손바닥을 어깨 밑에 붙이고 양 팔꿈치를 옆구리에 닿게 한다. 숨을 들이쉰 후 호흡을 정지하며 머리, 목, 가슴, 허리로 서서히 윗봄을 세워간다.

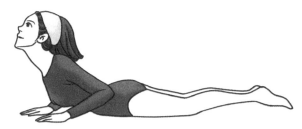

❷ 배꼽의 아래쪽은 완전히 바닥에 붙이고 윗봄을 들어 올린 채 얼마간 정지한다. 고통스럽게 되면 숨을 토하면서 등뼈를 하나씩 하나씩 꺾는 것처럼 생각하면서 윗봄을 내리고 최후에 얼굴을 바닥에 붙이고 쉰다.

요가 의학

열등감으로 괴로워하는 사람들의 자세에는 일정한 특징이 있다.

먼저 아킬레스건이 쭈그러져 있어서 항상 몸의 자세는 앞으로 기울어진 상태로 가슴엔 힘이 들어가 있지 않고, 목의 힘이 약하고 턱이 앞으로 튀어나와 있다. 이 상태를 해소하기 위하여 〈코브라의 자세〉를 취하는 것이다. 이것은 열등감으로 고민하고 있는 상태와는 정반대의 자세이다.

코브라 자세의 효과

아랫배를 바닥에 붙이고 등뼈를 크게 뒤로 젖히는데, 이렇게 함으로써 척추에서 나와 있는 31대의 신경에 혈액을 다량으로 공급하고 복공의 내압을 높인다. 또 폐가 강화되고 소화 능력과 배설 능력도 강화된다. 쭈그러진 아킬레스건을 힘껏 뻗음으로써 열등감을 일소시켜 준다.

등에 쓸데없는 군살도 없앨 수 있고, 미용에도 효과가 있다.

POINT

● 윗몸을 일으킬 때는 갑상선에 내릴 때는 신장에 의식을 둔다.

● 팔꿈치가 좌우로 벌어지지 않도록 한다. 얼굴은 천정과 평행이 될 만큼 젖힌다.

● 좌우의 발끝을 나란히 하고 아킬레스건이 충분히 펴지도록 한다.

● 두 번 반복하는 것을 1세트로 하여 하루 1세트 행한다.

고소공포증이 치유에 도움이 되는 요가
독수리의 자세(가루다, 아사나)

어떤 사람이라도 고층 빌딩에서 밑을 내려다보면 일순간 아찔해진다. 그러나 기껏 수 m 높이에도 올라가지 못할 뿐 아니라 고층 빌딩을 쳐다보는 것만으로도 졸도할 것 같이 되어 두려워하는 사람이 있다. 정신의학에서는 이것을 고소공포증이라고 한다.

◉ 요가 행법 순서

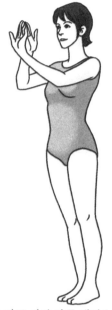

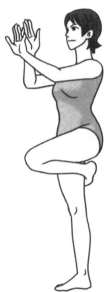

❶ 바로 서서 양쪽 새끼손가락을 깍지 끼고 코끝으로 가져가서 독수리의 부리 같은 모양을 짓는다.

❷ 오른발에 중점을 두고 서서 온몸을 받치고, 왼발로 오른발의 허벅지를 강하게 감는다. 호흡은 깊고 천천히 근육을 긴장시키지 않고 행한다. 오른발로 균형을 잡고 손끝을 응시하면서 항문을 조우고 마음을 안정한다. 왼발로도 이와 같은 요령으로 행하는데, 장시간이 자세로 견딜 수 있도록 한다.

요가 의학

고소공포증의 사람은 요가의 「자상학」으로 본다면 상반신이 항상 긴장하여 심장을 강하게 압박하는 듯 한 자세를 취하고 있다. 목은 힘이 들어가 굳어 있고 아킬레스건은 쭈그러져 있고 다리 가랑이가 닫혀 있다. 〈독수리의 자세〉는 이런 증상을 제거해 주므로 높은 곳에서 중심을 아래로 가져오기 때문에 안심과 침착을 되찾도록 하여 준다. 특히 토하는 숨에 힘이 들어가 있어서 자연히 불안은 없어지게 된다.

독수리 자세의 효과

발목을 강화하고, 아킬레스건을 펴주고, 중심의 치우침을 없이 하고, 정신통일을 해 줌으로써 고소공포증인 사람에게 자신감을 심어준다.

POINT

● 완성 자세에서는 눈을 앞쪽의 어느 한 곳으로 응시하고 통일심을 높여 간다.

● 바로 선 다리의 엄지에 힘을 넣고 발바닥 장심에 중심을 두면 균형이 잘 잡힌다.

● 한 발씩 교대로 3회 행하고 1분간 휴식하되, 매일 2세트씩 행한다. 높은 곳에 올라가기 직전에 행하면 효과가 더욱 나타난다.

폐쇄공포증 치유에 도움이 되는 요가
수평의 자세(슈다스씨타, 아사나)

이 증상으로 고민하고 있는 사람들은 하나의 특징이 있다. 그것은 하반신의 힘이 빠져서 가슴을 압박하여 흉압이 높아지고, 배와 발 그리고 허리의 힘이 빠져 있다.

◉ 요가 행법 순서

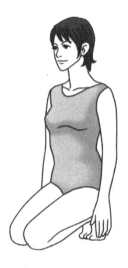

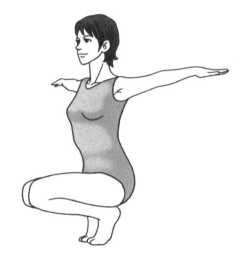

❶ 양발을 나란히 하여 꿇어 앉는데, 무릎은 바닥에 고정하고 발끝은 세운다. 둔부를 발꿈치 위에 얹는다.

❷ 양발의 엄지 이외의 네 발가락은 굽혀서 엄지에 젖히듯이 한다. 몸은 엄지에만 지탱하여 균형을 잡게 되면 양쪽 무릎을 바닥에서 조용히 뗀다. 양팔은 굽어진 데 없이 똑바로 옆으로 뻗되, 양쪽 손가락 특히 엄지손가락에 힘을 넣어 뻗는다. 이 상태로 자연스럽게 안정시키고 깊은 호흡을 반복한다. 뇌파를 안정시키고 30초 유지한다.

요가 의학

원래 닫혀 있는 곳이 두렵다는 것은 자기 본위로 생각하는 사람들에게 많다. 고독한 성격으로 자주 독립심이 희박한 사람이다. 근본은 착한 사람이지만 용기가 없고 무슨 일에나 끙끙거리며 번민이 많다. 이것은 항상 《▲토하는 숨 = 적고 얕다》-《▼들이쉬는 숨 = 크고 깊다》식의 "불안 호흡"을 하고 있기 때문이다.

행법을 행하고 있는 동안에는 「나의 생명은 있어도 좋고 없어도 좋고, 다만 여기 앉아 묵념할 뿐」이란 마음가짐으로 그 무엇도 두려워하지 않는, 불안 없는 마음이 되는 것이다.

수평 자세의 효과

발과 허리의 강화와 가슴을 넓히는 연습을 하고, 부동의 자세와 〈무심 호흡〉을 평소부터 몸에 익힘으로써 폐쇄공포증으로 고민하지 않게 된다.

POINT

● 균형을 잡기 위해서는 양발의 엄지에 힘을 주고 중심을 허리에 두며 눈은 바로 정면을 주목하면서 정신통일을 한다.

● 이 자세를 행할 때는 턱을 당기고 목의 뼈를 펴서 어깨의 힘을 뺀다. 배의 압력을 높이고 항문을 조우며 발과 허리에 힘을 넣도록 한다.

● 기억력에 도움이 되는 요가
울드라 기억 호흡

우리 인간의 대뇌는 140억의 세포가 있다. 오늘날의 의학이 분명히 한 바로는 대뇌신피질의 측두엽과 고피질의 해마 등이 「기억의 문을 여는」곳이라고 말하고 있다.

요가 의학

뇌에 있어서 가장 중요한 것은 산소이다. 이 산소를 5~10살의 어린

◉ 요가 행법 순서

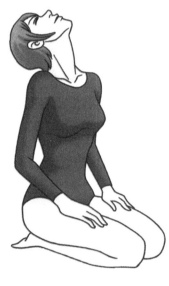

❶ 등의 근육을 펴고 정좌한다. 허리에 힘을 꾹 주고 목, 어깨, 팔의 힘을 뺀다.

이로서는 전호흡 50%, 성인으로서는 20~25%까지 뇌에서 소비하고 있다. 그러므로 몸속의 산소가 부족하면 최초로 영향을 받는 곳이 뇌이다. 산소를 충분히 보충하고 뇌에 활력을 주는 것이 〈울드라 기억 호흡〉이다.

◉ **요가 행법 순서**

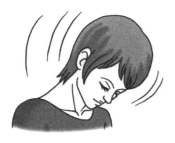

❷ 목의 힘을 배고 머리를 시계추처럼 리드미컬하게 앞뒤로 7회 움직인다.

울드라 기억 호흡의 효과

머리가 상쾌해지고 기억력이 좋아진다. 머리의 회전도 빨라지기 때문에 정확한 행동을 취할 수 있게 된다.

POINT

● 숨을 들이쉴 때는 뇌 속에 들여보낸 정기(프라나)가 뇌수의 구석

◉ 요가 행법 순서

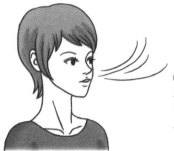

❸ 머리를 정지하고 양쪽 콧구멍으로 "홍"하고 소리를 내면서 숨을 크게 들이쉬며(6초), 머리를 크게 뒤로 젖힌다.

구석까지 스며들어간다고 상상하고, 토할 때는 더러워진 공기를 토
해버리는 의도로 숨을 뱉는다.

● 30초의 휴식을 둔 다음에 3세트 행한다.

◉ **요가 행법 순서**

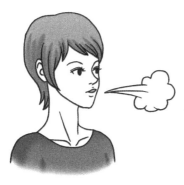

❹ 다음에 아래위의 이를 물고 입술을 자연스럽게 열어서 이와 이 사이로 "쓰윽"하는 소리가 나도록 숨을 토한다.(6초)

● 집중력에 도움이 되는 요가
합장 수목의 자세(두루바, 아사나)

집중력은 일의 능률과 삶의 활력소에 도움을 준다.

◉ 요가 행법 순서

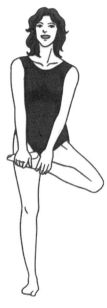 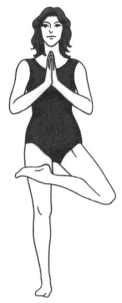

❶ 바로 선 장세에서 중심을 오른발 장심에 두고 왼발을 오른쪽 넓적다리의 허벅지 쪽에 붙되, 그 다리의 발바닥을 위로 향하게 한다.

❷ 양손을 가슴 가까이 가져가서 가볍게 합장한다. 넘어지지 않도록 균형을 잘 잡고, 좌우의 발을 바꾸어 1분 동안씩 행한다.

요가 의학

「정신일도 하사불성」또는 「심두멸각하면 불도 서늘하다」라는 말은 집중력을 높이면 모든 것이 가능하게 된다는 것을 증명하는 것이다.

마음이 산란하고 침착하지 못하다. 주위의 소리가 기분을 잡친다 등의 정신적 산만은 뇌에서 신경과 호르몬으로 전달되어 몸의 각 기관에 영향을 주기 때문에 차츰 나쁜 반응을 일으킨다. 즉 혈압은 높아지고, 혈관이 수축되고, 간장과 근육 속의 글리코겐이 분해되며, 혈당이 증가된다. 체내는 급격한 애시도시스 상태로 되고, 주의력이 약화되며, 정신과 호흡은 점점 흐트러진다. 이런 때는 횡격막이 늘어져서 위로 올라가 가슴을 압박하여 호흡이 얕게 되고 일종의 흥분 상태에 있기 때문에 의지의 힘으로는 좀처럼 억제하기 어렵게 된다.

합장 수목 자세의 효과

합장하고 한 발로 서서 균형을 잡으면 정신 통일이 되어 한 곳에 정신을 집중시키는 능력이 양성된다.

또한, 횡격막은 아랫배를 압박하고 단전에 힘을 넣어 침착성을 부여한다.

POINT

● 마음을 통일하고 자연 호흡을 하면서 자기의 목적과 행할 것을 분명하게 머리에 그린다.

● 업무나 공부 또는 집중력을 필요로 할 때 사전에 행하면 효과가 있다.

운동의 제왕 요가

요가는 근육과 내장기관 모두에 매우 체계적인 활력을 준다. 외부의 몸뿐만 아니라 내부의 몸(간, 폐, 신장, 비장, 장. 심장)을 조화롭게 하는 아주 뛰어난 디톡스 운동이다.

요가사범들은 자세(아사나)를 정확히 취해야 피가 말초혈관보다 순환하여 모든 내장 기관에 영양을 공급하고 근육과 인대를 부드럽게하여 내부의 몸에 많은 효과를 미친다.

스트레칭은 관절 윤활제로서 뼈와 근육을 최적의 상태로 만들어준다. 요가는 에어로빅처럼 심박동수를 높이지 않으면서 혈액의 산소 활동을 늘이고 혈액순환을 증진시켜 독소를 최대한 배출한다.

요가를 하면 마음도 디톡스가 된다. 호흡은 신경계에 직접 영향을 준다.

교감신경계가 아닌 부교감신경계가 지배하는 작용을 냄으로서 평안하고 차분하고 절제된 느낌을 가지게 된다.

요가의 기본자세 7

●비틀기의 자세 ▶

그림과 같이 앉는다. 오른손은 왼발의 발가락을 잡고, 왼손은 등 뒤로 돌린다. 숨을 토하면서 윗몸을 왼쪽으로 비틀고, 숨을 들이쉬면서 원자세로 돌린다. 의식은 시선에 모으고 몸의 움직임에 맞추어 한 점을 본다. 3회. 발을 바꾸어 3회.

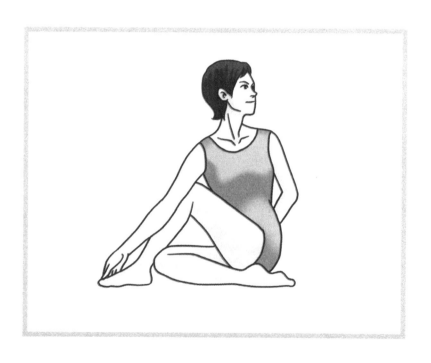

● 코브라의 자세 ▲

　엎드려서 숨을 들이쉰 후 정지하고, 윗몸을 서서히 일으켜서 조용히 중지. 배꼽 아래는 붙여 둔다. 숨을 토하면서 윗몸을 내린다. 의식은 올릴 때는 갑상선, 내릴 때는 신장. 3회.

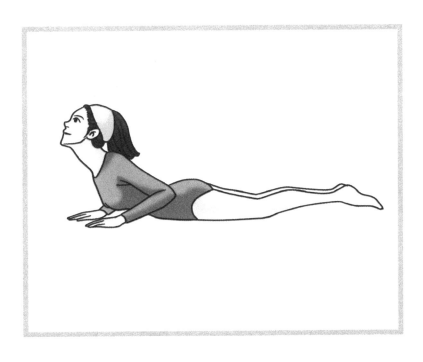

● 베터의 자세 ▲

 엎드린 자세에서 천천히 숨을 토하면서 왼발을 올리고, 숨을 들이쉬면서 호흡을 조용히 정지. 숨을 토하면서 발을 내리고, 오른발도 같은 요령. 각2회. 다음은 양발을 동시에 높이 올리고 호흡 정지. 1회. 의식은 아랫배에.

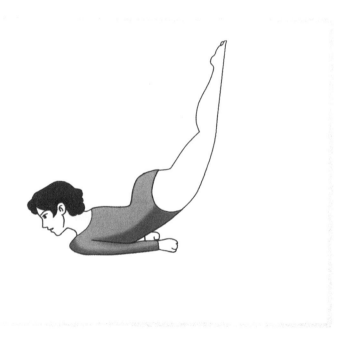

● 아치의 자세 ▲

위를 보고 누운 자세에서 무릎을 구부리고 손은 머리맡을 짚는다. 배로 충분한 숨을 들이켰다가, 숨을 토하면서 허리를 천천히 들어 올린다. 발꿈치를 올려 마음껏 가슴을 젖히고 자연 호흡. 의식은 골반에 둔다. 30~60초 유지했다가 천천히 내린다. 1회.

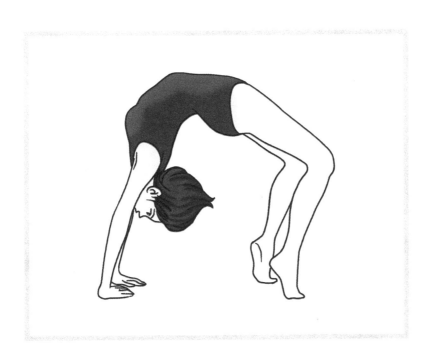

● 전신의 자세 ▼

　위를 보고 누운 자세로 숨을 토하면서 그림과 같은 요령으로 천천히 바닥과 수직이 될 때까지 발을 올린다. 의식은 동작에 다라 팔꿈치, 어깨, 목으로 이동한다. 배호흡으로 1분간 멈추었다가 반대 순서로 천천히 원자세로 돌아간다. 1회.

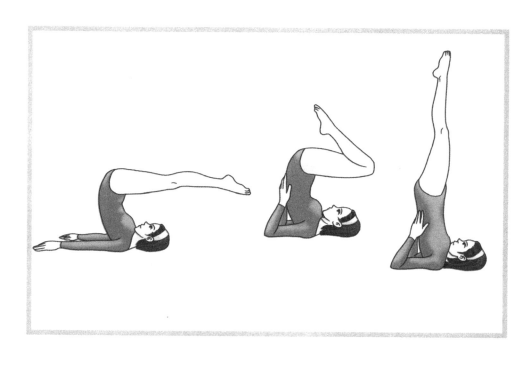

● 물구나무서기의 자세 ◀

  머리와 팔꿈치의 3개소를 버팀점으로 하고 걷는 요령으로 하체가
뜰 때까지 발을 옮겨 천천히 양발을 올려서 수직으로 한다. 의식은
두정골에 둔다. 미래의 영상을 선명히 그린다. 발을 내릴 때도 천천
히 한다. 1회.

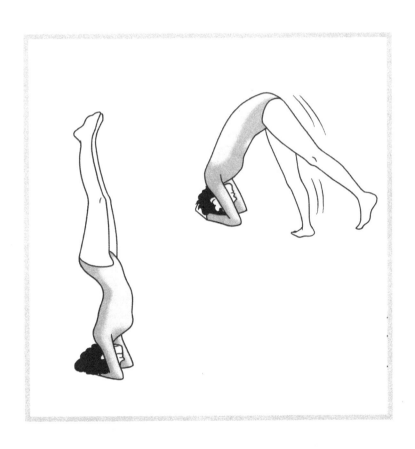

● 사해의 자세 ◀

위를 보고 반듯이 누워서 손바닥을 위로 향한다. 마음으로 「계속해서 힘이 빠져 나간다」라고 외치면서 발가락, 다리, 넓적다리, 아랫배, 허리, 가슴, 목, 팔, 머리의 순으로 온몸의 힘을 뺀다. 2분.

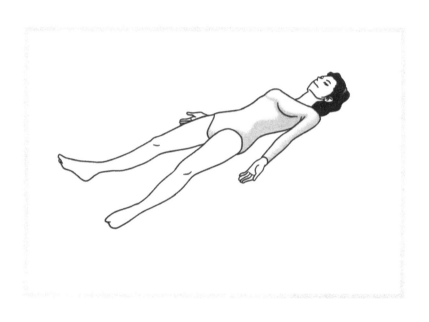

● 기사회생의 묘약 1일 단식

「단식」은 기사회생의 묘약으로, 요가의 중요한 행법의 하나이다. 난치병의 치료만이 아니고 성격 변화와 체질 개선에 가장 좋은 방법으로서 지금 전해지고 있다.

그러나 장기간의 휴가를 얻어 밀정한 장소에 머물지 않으면 안 되기 때문에 현대인들이 꺼려 왔으나, 1일 단식은 가정에서도 실천할 수 있다. 1일이라고 하여도 정확하게는 신체를 조절하기 위해서 36시간을 할애해야 하는 것이나, 단식 중에도 완전히 보통과 같은 생활을 할 수 있다. 여기서는 토, 일요일의 휴일을 이용한 모델케이스를 소개하고자 한다. 주의할 점이라면 단식 전후의 2일간은 식사량을 줄이고, 기름기가 있는 것을 먹지 않는 다는 것이다.

복식 – 감식과 같다. 차츰 양을 늘려서 완전한 보통의 식사량으로 돌아가는 데는 2일 후로 한다.

단식에 배고픔을 느끼지 않도록 하기 위해서는 다음과 같은 호흡법 〈스잇다리〉를 병용하기 바란다.

《▼들이쉬는 숨 = 혀를 그림처럼 둥글게 오므려서 7초》-《●호흡정지 = 14~21초》-《▲토하는 숨 = 콧구멍으로 10초》를 반복한다.

1일 단식 스케줄

단식 1회째

과일즙 주스 1잔을 10분 정도 걸려서 마신다.

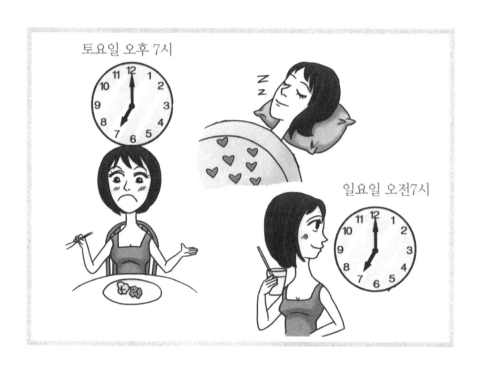

토요일 오후 7시

일요일 오전7시

단식 2회째

몸 상태가 좋으면 주스를 물로 바꾸어 1잔을 씹듯이 마신다.

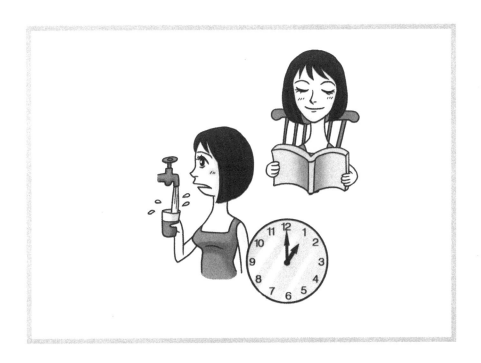

단식 3회째

감식 – 죽, 혹은 오트밀을 보통 식사량의 6할 정도 먹는다. 부식은 매실 말린 것 2개나 채소스프 한 잔을 잘 씹어서 천천히 먹는다.

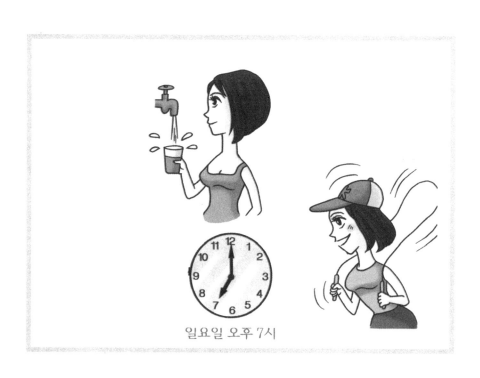

일요일 오후 7시

복식 1회째

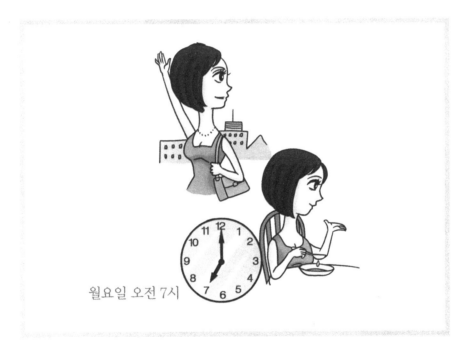

월요일 오전 7시

복식 2회째

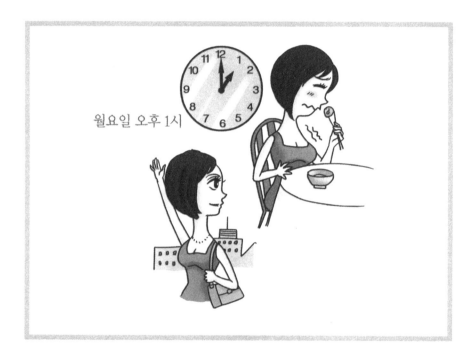

월요일 오후 1시

질병을 치료하는
맞춤요가 길라잡이

초판 1쇄 인쇄 2020년 3월 5일
초판 1쇄 발행 2020년 3월 10일

편 저 대한건강증진치료연구회
발행인 김현호
발행처 법문북스(일문판)
공급처 법률미디어

주소 서울 구로구 경인로 54길4(구로동 636-62)
전화 02)2636-2911~2, **팩스** 02)2636-3012
홈페이지 www.lawb.co.kr

등록일자 1979년 8월 27일
등록번호 제5-22호

ISBN 978-89-7535-819-7 (03510)

정가 16,000원